AF404030

DE LA

PNEUMONIE CASÉEUSE

DE LA

PNEUMONIE CASÉEUSE

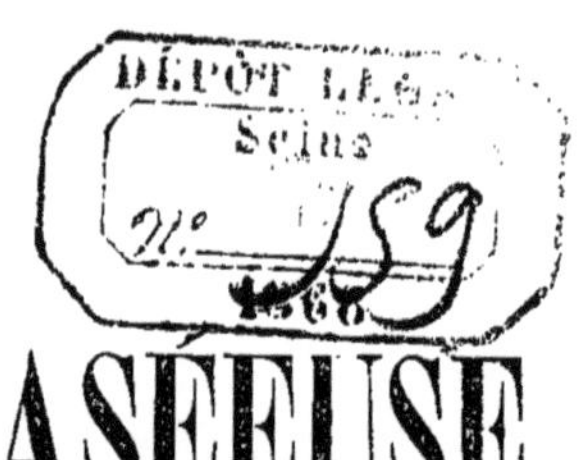

« La science est dans une phase d'évolutions. »
(Béhier, Discours à l'Acad. de médecine, 24 mars 1868.)

PAR

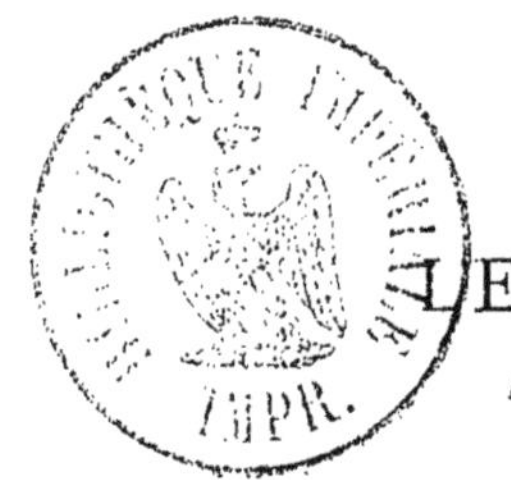

LE DR J. CIAUDO

ANCIEN ÉLÈVE DES HÔPITAUX.

PARIS

ADRIEN DELAHAYE, LIBRAIRE-EDITEUR

PLACE DE L'ÉCOLE-DE-MÉDECINE

—

1868

DE LA

PNEUMONIE CASÉEUSE

CONSIDÉRATIONS GÉNÉRALES.

Aujourd'hui encore, en dépit de l'anatomie pathologique, la confusion entre la phthisie pulmonaire et la tuberculisation, est fréquente.

On a entendu par phthisie, et cela pendant longtemps, toutes les maladies à lente évolution, s'accompagnant de consomption graduelle.

Puis l'anatomie pathologique intervient, et alors on procède à l'étude du tubercule.

Bayle cependant admet encore six espèces de phthisie ; Laënnec n'en admet plus qu'une, la phthisie tuberculeuse ; et à l'heure qu'il est, pour la grande majorité des médecins, il n'y a qu'une phthisie, celle qui est due à la présence de tubercules pulmonaires.

L'histologie intervient à son tour, et l'on a le corpuscule tuberculeux qui est au tubercule ce que la cellule cancéreuse était au cancer. Mais le corpuscule est bientôt renversé par MM. Reinhardt, Vogel, Robin, Vulpian, etc. M. Empis, dans son travail sur la granulie, accuse nettement la distinction entre les granulations grises et les masses caséeuses. MM. Reinhardt et Virchow confirment, au moyen du miscroscope, les données de M. Cruveilhier, Schrœder, van der Kolk, Corswell, Nat. Guillot, M. Hirtz, qui soutiennent que la matière caséeuse a pour siége les alvéoles pulmonaires ; le travail de M. Reinhardt paraît en 1850, et dès lors plus de doute à ce sujet. — Quant aux granulations grises, Andral et surtout Louis admettent qu'elles siégent sous le tissu cellulaire du poumon ; c'est ce que confirme en 1852 M. Virchow, malgré les assertions contraires de Luys. Voilà quant au siége.

Quant à la structure, la matière caséeuse est riche en éléments anatomiques semblables de tous points à ceux qui remplissent les alvéoles pulmonaires dans la pneumonie catarrhale, et M. Virchow les considère comme le résultat d'une inflammation lente, d'une pneumonie chronique ; l'anatomie microscopique venait donc démontrer l'opinion qu'avaient émise MM. Cruveilhier et Andral. D'un autre côté, pour M. Virchow, les granulations grises n'étaient autre chose que la prolifération des corpuscules du tissu conjonctif, néoplasie pauvre dès son début, incapable d'arriver jusqu'à l'inflammation.

On est en droit donc, au point de vue anatomique, de séparer complétement les masses caséeuses du poumon des granulations grises.

Mais il y a coexistence fréquente des granulations et des masses caséeuses.

On peut donc admettre que, sous l'influence d'une cause quelconque, la diathèse par exemple, les granulations miliaires se développent tout d'abord, irritent le tissu pulmonaire et donnent lieu à une inflammation de voisinage, à une pneumonie. C'est là la théorie qui a été plus particulièrement soutenue par MM. Hérard et Cornil, et notre savant maître M. Béhier ; pour ces auteurs, la pneumonie caséeuse n'est autre chose qu'une complication des granulations préexistantes. M. Villemin n'admet plus aujourd'hui l'existence de l'épithélium des alvéoles pulmonaires, et dès lors, pour lui, la masse caséeuse n'est qu'une granulation grise. Graves fait dépendre les deux produits morbides d'un même état général. M. Empis, tout en établissant la séparation des masses jaunes et des granulations, les fait dépendre également d'un état diathésique. On le voit, toutes ces opinions, aussi bien que celles de Trousseau, de Beau, etc., se rattachent toutes, au fond, à la doctrine de Laënnec.

On peut encore admettre une pneumonie caséeuse primitive, indépendante des granulations miliaires. — La masse caséeuse, résultat de l'inflammation pulmonaire, pénétrant toute l'économie de proche en proche, produit consécutivement les granulations ou la tuberculose. Cette opinion a été plus particulièrement soutenue par MM. Buhl, Niemeyer, Bakody, Lebert et surtout en France par M. Bouchard dont les travaux très-remarquables sur le sujet que nous traitons nous ont puissamment aidé, principalement au point de vue anatomo-pathologique.

Il y a donc une phthisie granuleuse et une phthisie caséeuse bien distinctes l'une de l'autre. C'est cette seconde variété qui a été décrite plus particulièrement sous les noms de phthisie catarrhale, pneumonie caséeuse (Niemeyer), phthisie caséeuse (Coursières), phthisie épithéliale (Feltz, Chatain), phthisie tuberculiforme (Hirtz), tuberculidie (Sorel), pneumonie disséminée chronique (Lebert); mais, par extension, nous désignerons sous le nom de pneumonie caséeuse la phlegmasie, qui entraîne la dégénérescence graisseuse du tissu pulmonaire, qu'il y ait ou non des tubercules.

DÉFINITION.

La pneumonie caséeuse est une inflammation des poumons, avec ou sans préexistence de tubercules, et qui a pour résultat la fonte graisseuse et rapide des tissus et la formation également rapide de cavernes.

ANATOMIE PATHOLOGIQUE.

On comprend combien il est important de savoir s'il y a indépendance entre la granulation et la pneumonie caséeuse, et s'il y a des relations entre ces deux états morbides.

On sait que des produits très-divers, et en particulier la granulation grise, peuvent aboutir à l'état caséeux, qu'on reconnaît à sa coloration jaunâtre, qui a l'apparence du mastic ou de certains fromages (roquefort), et qui est très-riche en graisse. C'est ce qu'on voit pour le cancer, pour les hyperplasies ganglionnaires, les abcès. Or, c'est là une grande cause d'erreur; car la granulation grise pouvant aboutir à cette transformation, à l'autopsie on ne pourra pas dire que la masse de pneumonie caséeuse, qu'on a sous les yeux, est due constamment à la transformation de celle-ci.

Nous avons à étudier tour à tour la pneumonie catarrhale, les granulations grises, et enfin les résultats des autopsies.

La pneumonie catarrhale présente à étudier plusieurs périodes. Laënnec les avait déjà distinguées et désignées sous les noms d'*infiltration tuberculeuse gelatiniforme*, *infiltration tuberculeuse grise et infiltration tuberculeuse jaune*.

1er *degré*. — Congestion et tuméfaction du tissu pulmonaire malade, crépitation peu sensible; à la coupe, liquide rougeâtre, épais, trouble, dans lequel on distingue, au microscope, des cellules épithéliales et des leucocytes.

2e *degré*. — Le tissu pulmonaire est imperméable à l'air, friable, d'un gris rosé variable; des cellules épithéliales pavimenteuses ou sphériques, à plusieurs noyaux, distendent les alvéoles; on y trouve, en outre, des leucocytes et une matière granuleuse non fibrillaire. Bientôt la graisse vient infiltrer tous ces éléments anatomiques, les vaisseaux s'oblitèrent, et la matière aqueuse contenue dans les alvéoles est résorbée. Dès lors l'air ne pénètre plus, et si on pratique une coupe, on a une

surface plane, lisse, grise et sèche, c'est l'*infiltration tuberculeuse grise* de Laënnec. Sur d'autres points du poumon, au contraire, on observe la formation de pus qui, ayant détruit les
cloisons alvéolaires, a donné lieu à des cavernes. Cela se voit
lorsque la phthisie a marché d'un pas rapide. Dans d'autres
cas, la transformation graisseuse est plus avancée ; il y a production d'une grande quantité de granulations graisseuses
(c'est ce qu'on appelle corps granuleux), et la dessiccation de la
masse pulmonaire s'opérant, la friabilité du tissu est plus grande
aussi, il arrive alors un moment où toute trace d'organisation
disparaît tellement qu'on ne peut guère plus reconnaître les
éléments anatomiques. C'est l'état caséeux, tyrosis de Craigie,
transformation tyrosoïde de M. Virchow. Que va-t-il se passer ?
Cet état peut ne pas subir des modifications pendant longtemps, quelquefois même il y a absorption de certains éléments
(eau, albumine, graisse), et ne serait-ce pas là, dit M. Bouchard,
le point de départ de certains calculs pulmonaires ?

Le plus souvent, cependant, la masse caséeuse se ramollit ; il
y a liquéfaction, les cloisons alvéolaires sont détruites, une ca-
vité plus ou moins vaste se forme : c'est la caverne.

Pendant ce temps, les parties voisines ont subi des modifications ; il y a épaississement des cloisons alvéolaires de la péri-
phérie, en même temps que leurs noyaux se sont multipliés ; les
cloisons celluleuses ont subi le même travail, les vaisseaux,
les bronches, la plèvre elle-même présentent des changements
de nature évidemment inflammatoire.

Etudions maintenant les granulations grises. Les granulations miliaires varient du volume d'un grain de mil à celui
d'un grain de blé. Elles présentent quelquefois un aspect ma-
melonné, ce qui est dû à l'accumulation de plusieurs granulations. Récentes, elles sont grises, demi-transparentes. Plus tard,
lorsque la transformation caséeuse les envahit, elles deviennent
jaunâtres, font saillie à la surface des tissus, fermes, élastiques,
adhérant au tissu ambiant avec des limites plus précises par

suite. « Histologiquement, dit M. Bouchard, elles sont constituées par des noyaux ou plutôt par de véritables cellules dont le noyau remplit presque exactement la membrane d'enveloppe, qui ne peut ainsi être mise en évidence que lorsqu'on l'a préalablement gonflée par l'eau. Un certain nombre de ces cellules peuvent contenir plusieurs noyaux. Ces éléments sont ce que M. Robin nomme des cytoblastions, et ce que M. Virchow et la plupart des anatomistes allemands, décrivent sous le nom de cellules lymphatiques ou d'éléments lymphoïdes. Ils sont sphériques ou légèrement polyédriques, les noyaux ont de $0^m,004$ à $0^m,006$ de diamètre, les cellules peuvent atteindre $0^m,008$. Leur résistance à la plupart des réactifs, indépendamment de leurs caractères de forme, de volume et de structure, les différencie nettement des globules blancs du sang avec lesquels quelques auteurs ont voulu, sans raison, les confondre. Ces éléments sont très-pressés les uns contre les autres, séparés seulement par un peu de matière amorphe, transparente, finement granuleuse, assez résistante. Ce produit n'aboutit à aucune transformation ascendante, ni pus, ni tissu conjonctif nouveau; à peine formé, il tend déjà à la mortification par transformation caséeuse. Les plus petites de ces granulations ont déjà à leur centre des éléments flétris, atrophiés ou infiltrés de granulations graisseuses. Accessoirement on peut trouver dans les granulations quelques éléments qui appartiennent au tissu dans lequel elles se sont développées des fibres lamineuses et élastiques des vaisseaux, même des cellules épithéliales (Vulpian). Dans ces cas, les vaisseaux qui les traversent s'oblitèrent rapidement par thrombose, et les transformations de l'hématosine tachent la granulation de points pigmentaires. »

Nous avons vu d'autre part que, pour M. Virchow, la granulation miliaire avait pour siége le tissu conjonctif; pour lui, elle serait le produit de la multiplication par segmentation des corpuscules du tissu conjonctif, et ce serait l'irritation qui donnerait lieu à la multiplication du produit morbide; mais n'oublions pas, à ce sujet, que c'est à Broussais que revient l'honneur d'avoir indiqué, le premier, le rôle que jouerait l'irritation dans la genèse du tubercule.

En résumé, d'après M. Bouchard, la granulation miliaire est caractérisée par sa forme de nodule, sa résistance, si elle n'est pas encore caséeuse, le groupement très-serré de ses éléments, sa tendance fatale et très-rapide à la mortification. Par contre tout amas diffus de noyaux assez espacés les uns des autres, sans trace de régression vers le centre, doit être considéré, le plus souvent, comme un simple produit inflammatoire.

Voyons maintenant les résultats des autopsies. Chez un individu mort de phthisie on trouve un grand nombre d'organes (pie-mère, péritoine, intestin, foie, etc.) criblés de granulations qui ont subi la dégénérescence graisseuse. D'autres fois on observe des granulations dans le poumon, s'accompagnant d'une certaine congestion du poumon, de bronchite ou de pleurésie ; mais pas de pneumonie véritable, pas de dépôt caséeux. Par contre on voit parfois des sujets morts subitement, portant des masses caséeuses sans trace aucune de granulations miliaires. Les pneumonies caséeuses sans granulations seraient fréquentes chez les enfants, d'après M. Bouchard. M. Lebert dit que quelquefois il n'y a pas coexistence entre les dépôts caséeux et les granulations. Et je ne m'explique pas que M. Boisseau, dans une revue critique insérée (p. 212) dans les *Archives générales de médecine* du mois de février 1868, ait dit que MM. Hérard et Cornil, dans tous les cas où ils ont fait l'autopsie, déclarent avoir trouvé des granulations tuberculeuses en même temps que la broncho-pneumonie caséeuse : car ces deux auteurs avouent (p. 493-94) que, dans la pneumonie caséeuse « la granulation miliaire est généralement peu distincte ; quelquefois même on n'en trouve pas vestige. Faut-il admettre, disent-ils, qu'elle n'a pas existé, ainsi que quelques auteurs semblent disposés à le croire ? Faut-il supposer qu'elle est devenue méconnaissable au milieu des profondes modifications qu'a subies le tissu pulmonaire ? Cette dernière opinion nous paraît la plus vraisem-

blable, la plus en rapport avec les faits que nous avons obser-
vés ; néanmoins la question n'est pas encore complétement
résolue pour tous les pathologistes, et dès lors on comprend que
nous devions faire quelques réserves motivées par les cas, dans
lesquels on n'a pu constater le signe caractéristique de la tuberculisation, la granulation miliaire. » M. Bouchard signale ici
une cause d'erreur : c'est l'existence parfois, autour des fines
bronches, d'un cordon grisâtre, transparent, résultat de la prolifération du tissu cellulaire, et qu'on pourrait prendre pour des
granulations ou le résultat de granulations.

D'autres fois on trouve des granulations miliaires s'accompagnant en certains points de pneumonie catarrhale ; et enfin, on
voit des phthisiques qui meurent tout à coup, avec des masses
caséeuses considérables dans les poumons, avec des granulations dans le péritoine, sur les intestins, les plèvres et sur les portions du poumon qui n'ont pas été envahies par le processus
phlegmasique.

L'anatomie pathologique nous autorise donc, jusqu'à un cer-
point, à admettre :

1° Une pneumonie caséeuse liée à une tuberculose primitive :

2° Une pneumonie caséeuse primitive sans tuberculisation ou
avec tuberculisation consécutive.

SYMPTOMATOLOGIE.

Pneumonie caséeuse liée aux tubercules. — La pneumonie
caséeuse développée consécutivement aux granulations est, sans
contredit, la plus fréquente. On distingue, suivant la marche
et la durée de la maladie, deux formes, une forme aiguë et une
forme chronique.

Voici deux observations de pneumonie caséeuse aiguë recueil-
lies dans la clinique de M. le professeur Béhier :

OBSERVATION I.

J..., (Louise), âgé de 26 ans, brodeuse, entrée à la Pitié, salle Saint-Charles, n° 27, le 6 juin 1868.

Cette jeune femme, actuellement très-maigre, a toujours eu un tempérament faible ; elle a toujours été bien réglée ; pendant l'hiver de 1866 à 1867, elle contracta une forte bronchite qui n'a pas cessé depuis ; elle a trois enfants, le dernier accouchement a eu lieu il y a 4 ans, les enfants sont bien portants, un seul a des grosseurs au cou ; le mari jouit d'une bonne santé.

Depuis le 17 avril 1868, la malade voyait son état s'aggraver, elle maigrissait de plus en plus ; mais le 5 juin, une autre série de phénomènes se montra. La fièvre devint très-vive ; elle eut du frisson, elle ressentit un point de côté, et à son entrée nous constatons les altérations suivantes : au sommet et en arrière du côté gauche existent tous les signes d'une excavation, respiration soufflante, gargouillement, pectoriloquie. En arrière, au niveau de l'extrémité inférieure de l'angle de l'omoplate, existe du râle crépitant fin avec du souffle. Au sommet du côté droit, on constate des râles humides fins ; la fièvre est très-intense, beaucoup de diarrhée. M. Béhier prescrit la *Potion de Todd* à 80 grammes : large vésicatoire sur le côté gauche de la poitrine.

Le 8. Le souffle persiste ; — expectoration jaunâtre.

Le 20. Les phénomènes inflammatoires se sont dissipés ; la fièvre a disparu, du moins pendant le jour, elle revient le soir ; sueurs abondantes. On continue à lui administrer la potion de Todd. Les symptômes de la pneumonie ont disparu, et il ne reste plus que ceux de l'excavation qui suit son cours et un cours rapide.

A partir du 1er juillet, d'autres symptômes généraux surviennent : ce sont les vomissements qui se montrent dès que la malade a pris un potage ou un bouillon, c'est ensuite le dévoiement. En outre, sueurs profuses le matin surtout ; l'amaigrissement devient de plus en plus considérable ; on dirait un squelette : la fin est inévitable et prochaine.

OBSERVATION II.

A...., âgé de 18 ans, serrurier, entré le 5 mai 1868, à la Pitié, salle Saint-Paul, n° 49.

Ce malade raconte qu'il n'a jamais joui d'une excellente santé : dans son enfance, ses oreilles ont longtemps suppuré, ses ganglions cervicaux étaient volumineux, et sur les parties latérales du cou, à gauche, un peu au-dessus du triangle sus-claviculaire, on constate la cicatrice de ganglions suppurés. C'est donc un scrofuleux.

Il y a un mois environ, après avoir travaillé plus qu'à l'ordinaire, ce jeune homme s'est exposé en chemise au vent, et a subi un refroidissement considérable. Deux ou trois jours après, une toux avec expectoration est survenue ; cette toux, loin de s'améliorer, devint de plus en plus forte, en même temps les membres perdaient leur force ; le malade nous dit qu'il ne pouvait plus résister à la moindre fatigue, et il se vit contraint d'abandonner son travail, d'ailleurs très-pénible, de serrurier.

Le 28 avril. Des phénomènes nouveaux se montrèrent, le malade fut pris tout à coup d'un frisson intense, ses dents claquèrent, la fièvre se déclarait, et forçait notre homme à s'aliter. Il traîna ainsi deux ou trois jours. Le 5 juin il entra à la Pitié. Voici l'état dans lequel nous le trouvons aujourd'hui :

Le malade est couché sur le côté gauche, et cela parce que, dit-il, il éprouve moins le besoin de tousser et de cracher quand il se trouve dans cette position, pas de points douloureux. L'examen de la poitrine nous fournit à l'inspection : une maigreur notable, on voit très-bien le relief des côtes sous la peau, et on peut compter les espaces intercostaux ; le malade assure qu'il a beaucoup maigri depuis deux mois. On constate par la palpation une légère augmentation dans les vibrations thoraciques à droite. Par la percussion on trouve un peu de matité en arrière et à gauche au niveau de la fosse sus-épineuse ; la sonorité paraît normale dans le reste du poumon de ce côté. Mais à droite il existe une matité très-prononcée depuis la fosse sus-épineuse jusqu'à la partie inférieure de la poitrine. Il y a de la matité aussi en avant, surtout à quelques centimètres au-dessous de la clavicule. A l'auscultation, respiration rude à gauche avec expiration prolongée et retentissement de la voix au sommet. A droite, l'auscultation nous révèle l'existence de râles crépitants dans toute l'étendue du poumon en arrière et en avant, le tiers inférieur excepté; on perçoit aussi de la bronchophonie.

Il n'a jamais eu perte absolue de l'appétit; au début de la maladie il vomissait aussitôt après avoir mangé ; aujourd'hui plus d'envie de vomir, mais il accuse un peu de dévoiement. Aujourd'hui fièvre moindre, survenant le soir surtout, le pouls bat 88 pulsations par minute, sueurs abondantes. M. Béhier prescrit : 80 grammes de Todd, un vésicatoire sur le côté droit de la poitrine, bouillons et potages.

Les jours suivants l'état général s'améliore encore ; l'état local est le même, peut-être un peu moins de rudesse des bruits, mais pas grand'chose; pas plus grave, c'est tout.

Le 13. Amélioration, quant à l'état surajouté ; mais l'amaigrissement devient de plus en plus considérable; le malade fond.

Le 15. Râles moins nombreux encore ; la zone la plus extrême diminuée; reste la phlegmasie aggravée. Le malade meurt le 2 juin 1868.

Autopsie, faite le 4 juin à dix heures, par M. Térillon, élève du service.

Aspect extérieur. Tout le corps est maigre, la peau sèche, la figure surtout est d'une maigreur effrayante. Un peu d'œdème aux malléoles.

Poumons. Le poumon droit ne s'affaisse pas, quand on ouvre la poitrine ; il est adhérent presque de tous côtés par accolement des deux plèvres ; on est obligé, pour l'enlever, de décoller la plèvre costale. Il est dur, peu crépitant surtout par places, le sommet surtout est dur, et le doigt entre facilement dans la substance du poumon qui est friable.

Quand on coupe le poumon, on voit sur la surface du lobe inférieur une foule de granulations tuberculeuses grises isolées ou formant de petits amas, et entourées d'un cercle assez épais de tissus rouges congestionnés, peu crépitants ; le lobe moyen est forcé de granulations tuberculeuses, mais on y remarque surtout une foule de noyaux de pneumonie caséeuse, dont la coupe jaune ou grisâtre présente à sa surface quelques granulations non encore détruites, autour desquelles cette pneumonie s'est développée. Entre ces noyaux de pneumonie qui peuvent avoir la grosseur d'une noix et même plus, se trouvent des portions de poumon rouges, encore crépitantes, mais congestionnées, et d'où s'écoule une quantité de liquide rougeâtre filant. Enfin le lobe supérieur est transformé dans presque toute son étendue en une masse caséeuse, dure, friable, dont le centre et la partie la plus voisine du sommet sont déjà en partie ramollis. Au sommet on trouve même déjà une caverne encore mal limitée, remplie à moitié de pus caséeux, et qui paraît formée depuis peu de temps ; elle a la grosseur d'une noix à peine.

Poumon gauche adhérent seulement au sommet. Le lobe inférieur est fortement congestionné, et contient peu de granulations grises. Le lobe supérieur, au contraire, en contient une grande quantité, et la partie la plus supérieure est le siége de noyaux caséeux analogues à ceux du lobe moyen du côté droit, quoique plus durs.

La coupe est rougeâtre.

Les bronches dans les deux poumons, surtout du côté droit, sont rouges, ulcérées par place, et remplies dans les endroits les plus malades d'une matière jaune purulente, qui suinte en une goutelette.

Cœur flasque contenant des caillots noirs dans la partie droite. Les fibres musculaires paraissent jaunes, graisseuses.

Foie gros. Il est le siège d'une dégénérescence graisseuse évidente, la coupe est jaune ; il contient une assez grande quantité de sang.

Rein gros ; au niveau de la substance corticale ou remarque des stries jaunes qui indiquent qu'un certain nombre de tubuli sont remplis de cellules graisseuses. Les glomérules sont rouges, congestionnés.

Intestins. On trouve dans la partie inférieure de l'intestin grêle, au niveau de la valvule ilio-cœcale surtout, cinq ou six ulcérations assez larges, déchiquetées, dont le fond est formé par les fibres musculaires dénudées ; deux ou trois sont larges comme une pièce de 2 francs, sur toute une étendue en travers qui occupe la valvule. Les autres sont plus petites. Enfin on voit des points rouges saillants, comme de gros boutons d'acné, qui sont remplis de matière puriforme. Du côté du péritoine on voit que la surface de l'intestin est froncée, rouge et présente quelques nodosités tuberculeuses blanches ou grises au niveau des ulcérations.

Rate petite, noire ; pas de granulations dans le péritoine. Ri n ailleurs.

C'est là la forme aiguë, celle dans laquelle la mort survient au bout de deux à trois mois, sinon avant, ainsi que nous le voyons chez les deux sujets de nos observations.

Comme dans la pneumonie franche, nous trouvons tout d'abord le frisson, mais nous ne pensons pas qu'il soit aussi intense que dans celle-là; quelquefois même il manque totalement. Le malade accuse en même temps un point de côté; la fièvre s'allume, elle est intense, le pouls est très-petit, imperceptible même. Est-ce l'indice de l'augmentation de la tension artérielle? on le croirait d'abord, mais les battements de cœur sont si fréquents et si petits, le cœur est diminué tellement de volume, qu'on ne peut que voir là les causes de ce pouls impossible à compter et à écrire, en rapport avec l'épuisement d'autant plus exprimé qu'il est plus rapide. La toux est fréquente et survient par quintes; les crachats d'abord muqueux, blanchâtres, ne tardent pas à devenir opaques, jaunes, verdâtres, et toujours très-abondants. Le malade est en proie à une grande dyspnée, ce qu'on comprend à merveille, si on songe à la grande étendue de poumons qui est enflammée, et qui empêche l'hématose, un des poumons devant suppléer l'autre, lorsque toutefois ils ne sont pas atteints tous les deux. On observe même quelquefois des accès de dyspnée, lesquels, suivant MM. Hérard et Cornil, doivent se rapporter à une compression du nerf pneumogastrique et des rameaux qui en émergent, ainsi que cela se voit dans les anévrysmes de l'aorte.

Par la percussion on constate une matité assez étendue d'ordinaire au niveau du point lésé; à ce niveau aussi les vibrations thoraciques sont plus nettement perçues; il y a toujours du retentissement de la voix. Par l'auscultation on entend, au début de la maladie, des râles sous-crépitants et une diminution du murmure respiratoire qui va bientôt disparaître complétement. Mais lorsque la fonte caséeuse survient, et que des excavations se forment, on a tous les signes fournis par les cavernes pulmonaires, savoir des râles humides, sous-crépitants et caverneux, du souffle caverneux, et quelquefois du souffle amphorique; quelquefois le souffle caverneux se rapproche du souffle tubaire comme dans le cas de notre femme du numéro 27. Vers les derniers temps de la maladie la fièvre diminue et ne se manifeste que le soir; mais la pâleur augmente de plus en plus, l'amaigrissement devient de plus en plus considérable et très-rapide; l'abattement, l'affaissement de plus en plus notables; en même temps des sueurs profuses surviennent le soir et le matin principalement; il y a toujours de l'inappétence, et quelquefois des vomissements et de la diarrhée. Enfin surviennent quelquefois l'état typhoïde, le muguet, l'œdème des membres inférieurs tenant parfois au thrombus des veines crurales, et la mort arrive bientôt.

Mais il ne faut pas croire que la mort soit toujours la conséquence immédiate de la maladie; on voit quelquefois, sous l'influence du traitement actif et prompt, et nous dirons plus loin en quoi il consiste, la néoplasie se résoudre, la phlegmasie disparaître, et le malade recouvrer en partie la santé, quoique des signes locaux évidents d'excavations persistent pendant longtemps encore.

Et à ce sujet nous nous rappelons un malade, qui était couché au numéro 24 de la salle Saint-Paul. C'était un peintre en bâtiments, âgé de 40 ans, qui était tombé dans le marasme. Le 28 novembre 1867, il avait subi un refroidissement général qui avait entraîné une sueur profuse et une fièvre vive. Le 39 novembre il présentait des crachats rougeâtres et une grande dyspnée, et le 1er décembre il entrait à l'hôpital. Il présentait la face pneumonique, une fièvre ardente, un délire violent.

Examen des poumons. — Côté gauche sain, du côté droit, matité en arrière, bronchophonie, vibrations thoraciques augmentées; crachats visqueux dont quelques-uns colorés. Affaissement considérable du malade, diarrhée très-intense.

M. Béhier prescrit 120 grammes d'eau-de-vie; le délire disparaît d'abord, le pouls tombe successivement jusqu'à 70 et 64 pulsations sous l'influence de l'alcool, et enfin résolution complète; le malade sort le 4 janvier 1868.

Néanmoins des craquements non douteux, de petites excavations au sommet droit, qui sans doute existaient avant l'affection, persistent toujours. Il en est de même du souffle.

Cette observation est donc remarquable non-seulement au point de vue de la marche aiguë de la maladie, mais aussi au point de vue de la résolution et de la guérison relative du malade.

Mais pourquoi, nous demanderons-nous, la pneumonie caséeuse s'est-elle résolue ici, tandis que chez la plupart des malades, une fois que la fonte graisseuse a commencé, la mort s'ensuit rapidement? On a invoqué l'âge des malades; le jeune âge s'accommodant mieux avec la phthisie, la fonte est plus facile, plus rapide, plus complète. On a encore invoqué la disposition inflammatoire, le lymphatisme du jeune âge (Broussais, Pidoux). Rien n'est encore établi sur ce point; mais le fait existe, il est réel.

Mais, ainsi que nous l'avons dit, la maladie revêt quelquefois la forme lente, chronique; alors la fièvre est moins intense, moins continue; la température diffère peu le matin de la température normale; le soir, constamment, elle s'élève de 1.1,5. 2 degrés (MM. Sœhmann, Winderlich, Colin, Niemeyer, Sidnay-Ringer). En voici deux observations, dont une, la deuxième, est remarquable en outre par l'existence d'autres lésions non moins intéressantes, et par la terminaison de la maladie.

OBSERVATION I.

Le nommé B... (Edouard), 19 ans, entré le 23 février, dans la salle Saint-Paul, n° 22.

Ce garçon a toujours joui d'une bonne santé, jusque il y a six mois. A cette époque, sans cause précise, appréciable, il fut pris d'hémoptysies très-abondantes et qui résistèrent au traitement que le malade fit chez lui. Il entra alors à la Pitié dans le service de M. Bernutz au commencement de janvier, et là on put arrêter le crachement de sang par de la glace et des boissons acidulées. Huit jours après il partait pour Vincennes et ce fut là qu'il ressentit les premières atteintes de sa bronchite. Cette bronchite augmenta rapidement, s'accompagna d'oppression. Après sa sortie de Vincennes, le malade resta quinze jours chez lui sans suivre de traitement. Mais, voyant son affection augmenter de jour en jour, il se décida à entrer de nouveau à la Pitié, et le 23 février il est admis dans notre service de clinique.

Voici l'état du malade :

La figure est pâle et amaigrie; les bras et les muscles inférieurs rès-diminués de volume. Les pommettes sont peu colorées, la gauche paraît plus rouge que la droite; — point d'œdème aux extrémités; cependant le malade prétend que, lorsqu'il marche, il remarque un gonflement notable au niveau de ses chevilles.

Fonctions respiratoires. — Il y a de la dyspnée; 42 inspirations par minute. La voix est éteinte, le malade se plaint de douleurs vives dans la déglutition. La poitrine est amaigrie, surtout vers sa partie supérieure, les épaules sont légèrement ailées; pas de difformité notable. A la partie postérieure la percussion donne les résultats suivants : du côté gauche, matité relative dans toute l'étendue du poumon, depuis le sommet jusqu'à la base. A droite, au contraire, la matité n'apparaît que dans la partie supérieure, dans les fosses sus et sous-épineuses.

A la partie antérieure il y a une matité occupant la région sous-claviculaire des deux côtés. Les vibrations en aucun point n'ont disparu.

L'auscultation fait reconnaître les signes suivants : A la partie postérieure du côté gauche dans toute l'étendue de la matité, c'est-à-dire du sommet à la base, existent des râles fins sous-crépitants, râles qui prennent un timbre caverneux, lorsqu'on s'approche du sommet. La respiration est soufflante, il y a de la bronchophonie. A droite, ce n'est qu'au sommet que l'on perçoit de gros râles muqueux, produisant en ce point un véritable gargouillement : ils existent plus gros et sous-crépitants à la base, et plus fins vers le milieu. A la partie antérieure, ce même gargouillement se retrouve sous les deux clavicules.

L'expectoration est abondante et se compose de crachats purulents nummulaires. Pas d'hémoptysie. Le cœur paraît diminué de volume. Le pouls est petit, très-fréquent, ne peut se compter : les battements du cœur sont précipités, pas de bruit de souffle.

Digestion. — Le malade ne vomit pas et a conservé un certain appétit ; pas de diarrhée.

L'état général est des plus mauvais, la faiblesse est extrême ; il est impossible au malade de se lever ni même d'exécuter des mouvements peu violents dans son lit.

Les fonctions intellectuelles ne sont pas très-altérées ; le malade répond assez bien aux questions qu'on lui fait. — Il est très-abattu.

M. Béhier prescrit 120 grammes d'eau-de-vie dans les vingt-quatre heures, et un large vésicatoire sur le côté gauche de la poitrine.

Cette médication semble arrêter un moment la marche violente de la maladie.

Mais à partir du 1er mars, l'état général devient de plus en plus alarmant, et la mort survient le 5 mars.

L'autopsie n'a pas été faite.

OBSERVATION II.

Au n° 9 de la salle Saint-Charles (clinique de la Pitié), est couchée une femme âgée de 42 ans, cuisinière. Entrée le 10 mars 1867.

Elle a toujours été bien portante et bien réglée, sans douleurs et sans pertes excessives aux époques. Elle a eu trois couches antérieures très-rapprochées et presque continues avec l'allaitement ; elle perd deux enfants, un du croup, et l'autre ne sait de quoi et ne donne pas de détails. Il y a dix-huit mois, elle fait son dernier enfant ; sa santé avait été bonne pendant la grossesse, meilleure même qu'avant, ses jambes étaient cependant un peu enflées. Mais après sa couche, elle se remet difficilement, elle se sent faible, son appétit est moindre et elle se sent très-fatiguée par l'allaitement de son enfant qu'elle nourrit elle même. Peu à peu elle se sentit de la fièvre le soir et pendant la nuit ; pas de diarrhée, mais toux opiniâtre et sans cause spéciale. Les choses vont ainsi pendant le courant de décembre dernier. Vers la fin de décembre éclata un incident grave : une hémoptysie d'un quart d'heure de durée. Toux plus opiniâtre et quinteuse, crachats déchiquetés purulents, faiblesse plus grande, œdème commençant aux membres inférieurs. L'état s'aggrave, les forces tombent tellement qu'elle garde le lit, nourrissant toujours.

Enfin, elle entre à l'hôpital. Seulement alors elle cesse d'allaiter son enfant qui va au dépôt! Déjà quelques jours avant son entrée, un état plus aigu avait éclaté, point de côté à droite, les crachats avaient pris une teinte rougeâtre, différente de ceux de l'hémoptysie. On constate à l'entrée : une femme pâle, amaigrie, œdème des membres inférieurs et de la partie inférieure du tronc ; ventre flasque, large écartement de la ligne blanche qui permet de saisir une tumeur inégale, bosselée, dure, qui occupe la ligne médiane. Le toucher vaginal dit que c'est l'utérus; col sain ; — émission des urines normale ; pas d'albumine. Du côté du cœur matité plus grande, bruit de souffle à la pointe un peu rude ; à la base autre bruit plus doux distinc- de l'autre et par son siége à la base et par son timbre doux. Ce second bruit se propage dans l'aorte où il est vif, et il se propage aussi dans les vaisseaux du cou ; battements intermittents, pouls petit et aussi intermittent.

Du côté de la poitrine : rien à gauche, soit en avant, soit en arrière; à la percussion, peut-être seulement un peu de rudesse, en arrière de la respiration ; mais cela est douteux à cause de ce qui est à droite et qui peut légèrement retentir.

A droite, matité du tiers supérieur tant en avant qu'en arrière dans les mêmes points, souffle intense, bronchophonie, râles assez fins aux limites, vibrations thoraciques conservées ; rien à la partie inférieure, malgré le point de côté au mamelon ; toux répétée par quintes, cra chats rouillés.

Donc : 1° *affection mitrale* (souffle rude du premier temps, à la pointe, probablement un peu de rétrécissement et d'inégalité des surfaces ; pouls petit, intermittent; légère hypertrophie du cœur);

2° *Tumeur fibreuse de l'utérus* (et non cancer, car col sain, bien que signes généraux de cachexie, etc.;

3° *Pneumonie*, état aigu, matité, souffle au sommet, pas d'égopho- nie, mais bronchophonie, donc pas de liquide, vibrations conservées (pas de liquide). Ici la pneumonie se rattachait évidemment aux tu- bercules pulmonaires. La femme avait été détériorée par la grossesse et l'allaitement.

Donc l'attitude même de la pneumonie dans toute l'épaisseur du sommet, réunie aux antécédents, disait pneumonie liée à des tubercules, pneumonie tuberculeuse.

M. Béhier, rejetant la saignée, prescrit l'alcool à 80 grammes. Sous l'influence de cette médication, amendement des symptômes généraux dans une certaine limite ; mais fièvre persistante. A l'examen de la poitrine, pneumonie modifiée ; mais la matité se montre en bas, souffle à caractère tubaire en haut, plus doux en bas, la matité plus forte là, égophonie, absence des vibrations thoraciques en bas, persistance en haut. C'était une pleurésie qui survenait comme complication.

La potion de Todd est continuée, vésicatoires.

Amélioration plus complète des phénomènes généraux, fièvre, encore plus diminuée, appétit réveillé, forces plus grandes ; peut se lever ; elle semble renaître. L'épanchement avait disparu ; mais au sommet toujours matité, souffle moins rude, mais craquements notables et étendus ; l'exudat subissait évidemment la dégénérescence graisseuse, caséeuse.

Le cœur d'ailleurs toujours pris, fièvre plus intense, l'œdème fait des progrès, appétit moindre, faiblesse de plus en plus considérable, toux, crachats puriformes.

Tel était l'état de la malade, le pronostic était grave ; lorsque, dans la nuit du 12 au 13 juin, nouveaux symptômes qui aggravent encore l'état de la malade. Tout à coup, sous l'influence d'un effort de toux, une tumeur paraît à la partie supérieure et antérieure du côté droit de la poitrine, s'accompagnant d'une douleur vive. Cette tumeur recouvre le 2ᵉ, 3ᵉ, 4ᵉ espace intercostal, hémisphérique, également développée, mesurant 11 centimètres de diamètre ; peau lisse, non altérée ; son exagéré dans toute son étendue à la percussion ; par la pression, elle rentre dans la poitrine avec un certain gargouillement, si la pression est un peu intense. A l'auscultation, gargouillement. Chaque inspiration dilate la tumeur si on l'a déprimée, et la soulève un peu, même si on la laisse libre. En arrière mêmes signes qu'en avant, matité partout, souffle doux, égophonie, aux deux tiers inférieurs, sans vibrations ; souffle, craquements, pectoriloquie en haut. Au sommet gauche, en arrière, où il y avait seulement du souffle un peu rude on trouve quelques craquements. Crachats muco-purulents trèspeu abondants ; dypsnée intense, 44 inspirations. Elle ne peut se coucher que sur le côté droit ; rien du pneumo thorax. Le pouls est petit, imperceptible ; rien du côté du tube digestif. Ainsi donc, nous avions affaire ici à un emphysème du tissu cellulaire sous-cutané, il y avait évidemment un pertuis qui faisait communiquer cette tumeur non pas avec la plèvre, car pas de pneumothorax, mais avec le poumon. Il y avait ici des tubercules antérieurs; l'état caséeux, à la suite de la pneumonie, avait gagné les adhérences, les muscles, les débris étaient tombés dans le point excavé, et alors était survenue une poussée dans le tissu connectif sous-cutané. Le pronostic était on ne peut plus grave. M. Béhier s'applique à soutenir les forces et à prolonger la lutte; mais la fin était inévitable; elle mourut le 18 juin 1867.

Autopsie faite le 19 juin.

L'un et l'autre poumon tuberculeux : le gauche seulement à l'état rudimentaire, petites masses avec tissu engoué autour. A droite, deux cavités communiquant l'une avec l'autre, l'une intérieure, vaste, au tiers supérieur, pleine de liquide, communiquant avec les excavations pulmonaires en deux points éloignés, d'environ deux travers de doigt; les deux fistules sont petites, arrondies et communiquant avec deux cavernes. Cette vaste poche s'est fait jour à travers la paroi thoracique en passant obliquement entre les deux ordres de muscles intercostaux. Intérieurement le prolongement gazo-purulent arrondi, indiqué et appréciable pendant la vie; en outre un autre en forme de digitation remplie de liquide purulent sous le muscle pectoral, ce qui explique comment il nous avait échappé. La perforation pulmonaire avait eu lieu donc par altération graisseuse. Les fibres musculaires du grand pectoral, au niveau de la communication extérieure, sont chargées de fines granulations graisseuses; les stries ont presque complétement disparu. Le tissu de la plèvre d'ailleurs et de la fausse-membrane, au niveau de l'ouverture, est cependant ramolli et tombé en détritus granulo-graisseux.

En outre, épanchement à droite en bas, distinct de la collection : c'était l'épanchement pleurétique.

Cœur augmenté un peu de volume, épaississement et rétrécissement mitral; toutes les attaches tendineuses épaissies font l'insuffisance, la valvule épaissie fait le rétrécissement. Donc le diognastic est vérifié et confirmé.

Mais, méprise en ce qui concerne la tumeur médiane. M. Béhier, qui nous l'avoue avec empressement, « car ce sera, nous dit-il, utile à tous, » s'y était trompé et avec lui M. Beaumetz, chef de Clinique et quelques autres médecins distingués qui avaient examiné la malade à plusieurs reprises.

La tumeur utérine n'était donc autre chose que le foie tombé dans le petit bassin ; il avait été refoulé par l'épanchement pleurétique.

Dans la séance de l'Académie de médecine du 24 mars 1868, M. Barth prononçait un discours dans lequel il repoussait la pneumonie caséeuse, qu'il semble vouloir placer *au nombre des conceptions nuageuses comme l'Allemagne nous en fournit tant.* M. Barth s'efforce donc de démontrer que cette prétendue pneumonie caséeuse n'a rien de commun, soit avec la pneumonie franche, soit avec la pneumonie chronique, et il passe en revue la clinique et l'anatomie pathologique de ces maladies. Ainsi que MM. Béhier et Hérard l'ont fort bien dit dans leur réponse à M. Barth, ce savant et éminent praticien, que l'idée seule de toucher à l'œuvre de Laënnec effraye, aurait pu s'épargner cette comparaison pas à pas. Il ne s'agit plus ici, en effet, d'une inflammation franche, d'une pneumonie vraie, mais d'une inflammation, d'une pneumonie avec des caractères spéciaux qui la séparent complétement de la première ; les différences d'ailleurs qui existent entre les deux maladies avaient été bien établies, soit par les auteurs allemands, soit par les auteurs français. Ne sait-on pas, d'autre part, combien les différentes formes de pneumonie catarrhale s'éloignent de la pneumonie classique. Et M. Barth n'admet-il pas lui-même, ainsi que l'a fait remarquer M. Béhier : « une forme d'engorgement pulmonaire, où se fondent pendant la vie les symptômes de la pneumonie et de la tuberculose, et qui présente après la mort les exsudats fibrineux de la phlegmasie combinés avec une infiltration moléculaire de matière tuberculeuse. » Ainsi que le dit avec raison M. Bouchard : « Il y a entre la pneumonie aiguë et la pneumonie caséeuse les mêmes différences qu'entre l'adénite aiguë et l'engorgement ganglionnaire chronique, ce qui n'empêche pas de reconnaître à cette dernière affection les caractères généraux des processus inflammatoires. »

M. Barth fait d'ailleurs bon marché des données microscopiques et du microscope par conséquent. Pourtant, cet instrument a déjà rendu de grands services à la clinique, et si aujourd'hui les moyens d'investigation se sont beaucoup perfectionnés, on ne peut nier que le microscope n'y ait beaucoup contribué.

Pneumonie caséeuse indépendante de la tuberculisation.

Un jeune homme se présente un jour avec le cortége des symptômes d'une pneumonie ; il a été pris, dit-il, à la suite d'un refroidissement ; un violent frisson est survenu, le malade se plaint d'un point de côté, il tousse, ses crachats sont légèrement sanguinolents ; on constate dans un point de la poitrine une matité assez étendue ; à ce niveau, les vibrations thoraciques sont augmentées, et l'on entend à l'auscultation des râles crépitants et une respiration soufflante ; c'est là, évidemment, une pneumonie aiguë, franche.

Cet homme nous avoue s'être un peu affaibli par des excès ; il dit cependant s'être toujours bien porté, et aujourd'hui encore il offre les attributs d'une bonne santé habituelle ; et si on examine le malade au point de vue héréditaire, on ne trouve rien qui puisse faire croire qu'il soit en puissance de tubercules.

Que va-t-il arriver cependant ? La maladie traîne, la fièvre ne tombe pas, le souffle persiste. C'est surtout le soir et le matin que la fièvre se manifeste plus vive, suivie de sueurs abondantes ; bientôt c'est la fièvre hectique qui survient, les crachats sont purulents, et si on ausculte la poitrine du malade, on y constate avec surprise des cavernes nombreuses ; quelques jours encore et le malade se meurt, présentant tous les signes de la phthisie pulmonaire, confirmée d'ailleurs par l'autopsie, qui nous montre des masses jaunes caséeuses et des cavernes.

On peut objecter que les tubercules préexistaient, et que la pneumonie survenant, leur évolution s'est faite rapidement en donnant lieu aux cavernes et à la substance caséeuse qu'on a trouvée à l'autopsie. Ce n'est là qu'une hypothèse gratuite, et qui tombe quand on se place dans les conditions particulières dans lesquelles nous nous sommes placés. Nous croyons aussi, avec M. Niemeyer, la pneumonie chronique susceptible d'entraîner la transformation caséeuse, c'est-à-dire la phthisie pulmonaire. Nous avouons cependant que, contrairement à M. Niemeyer, nous croyons ces faits rares, exceptionnels; mais pour être rares et exceptionnels, ils n'en existent pas moins.

A la suite de la rougeole et de la coqueluche, le médecin a à craindre chez son petit malade l'arrivée de complications, dont la plus grave et la plus fréquente est, sans contredit, la phthisie pulmonaire ; c'est qu'alors la bronchite spéciale s'est transformée en broncho-pneumonie ; celle-ci a été suivie d'induration pulmonaire et des signes particuliers à la phthisie ordinaire. On peut en dire autant de la grippe et de la fièvre typhoïde. Mais dans ces cas on s'empresse de reproduire l'objection déja faite à propos de la pneumonie : les tubercules préexistaient; ils étaient latents, et la maladie est venue les faire évoluer rapidement. Ou bien on a recours à la diathèse, ce mot dont on a tant abusé, et qui, comme bien d'autres, ne dit souvent qu'une chose, à savoir que nous ne savons pas. Nous croyons avec M. Niemeyer, que la phthisie pulmonaire peut être quelquefois la conséquence des causes dites occasionnelles, et qu'elle peut également se développer en dehors de l'influence diathésique. La phthisie pulmonaire acquise est rare, nous le voulons bien, exceptionnelle même ; mais elle existe.

Mais qu'on ne s'y trompe pas, nous ne prétendons nullement que tous les cas de phthisie pulmonaire qui se manifestent à l'occasion d'une fièvre typhoïde, d'une grippe, d'une rougeole ou d'une coqueluche soient constamment et exclusivement le résultat de la broncho-pneumonie. Nous pensons au contraire que le plus souvent la broncho-pneumonie fait évoluer brusquement les granulations miliaires jusque-là silencieuses, et que quelquefois seulement, pas aussi fréquemment sans doute que veut bien le dire M. Niemeyer, la broncho-pneumonie entraîne à elle seule, en l'absence de toute épine tuberculeuse, la fonte graisseuse du tissu pulmonaire.

On a fait une autre objection très-importante, sans doute, et relative au siége de la maladie. La phthisie, a-t-on dit, occupe le sommet, la broncho-pneumonie la base des poumons. Cela est vrai ; mais ce qui est vrai aussi, c'est que, dans les cas de broncho-pueumonie, les dépôts caséeux se forment surtout à la base des poumons ; et d'ailleurs, souvent la lésion semble marcher de bas en haut (Hérard et Cornil).

D'autres fois la pneumonie caséeuse succède à une irritation directe du poumon, qui a donné lieu à la pneumonie catarrhale. C'est ainsi que l'hémoptysie est dans quelques cas une cause de phthisie. C'est M. Niemeyer qui a plus particulièrement insisté sur ce point. L'hémoptysie s'observe à titre de symptôme dans les cas de phthisie granuleuse et de pneumonie caséeuse ; que la masse caséeuse vienne, en effet, à provoquer une fluxion bronchique, ou qu'une rupture vasculaire se fasse sur les parois de la caverne, et l'on verra survenir l'hémoptysie. Mais dans certain cas, elle est en quelque sorte l'origine de la phthisie, et elle annonce la phlegmasie qui se forme par son fait. Voici ce que dit, à cet égard, M. Niemeyer : « Trois jours environ après l'hémoptysie, survient une fièvre considérable, la température s'élève notablement, le malade accuse, en un point du thorax, une douleur vive, pongitive, et à ce niveau on constate par l'auscultation des râles fins, de la matité par la percussion ; bientôt après survient le souffle ou le frottement pleural : c'est la pneumonie caséeuse qui se déroule. »

Nous avons déjà dit que dans la forme aiguë de la pneumonie caséeuse, la mort rapide est la terminaison la plus fréquente. Dans la forme chronique, la maladie se termine quelquefois par la guérison, une guérison relative bien entendu ; cela se voit lorsqu'il y a vomique enkystée, lorsqu'une membrane vient fermer de toutes parts l'excavation. Suivant Niemeyer, dans la forme chronique, la maladie ne se termine pas toujours par infiltration graisseuse ; suivant cet auteur, la maladie s'éteint, l'exsudat se transforme en graisse, la matité disparaît, et l'air pourra de nouveau pénétrer les alvéoles.

L'infiltration graisseuse n'a pas toujours d'ailleurs pour résultat la formation de cavernes, c'est-à-dire la destruction des points affectés. Il arrive quelquefois que la masse caséeuse se condense, des dépôts calcaires se forment; il se forme en ces points une prolifération excessive du tissu conjonctif, et un tissu induré vient ainsi enchâtonner la masse calcaire; c'est alors que, par suite de la rétraction du tissu conjonctif, le poumon diminuant de volume, il y a dépression du thorax en même temps qu'il se forme des dilatations bronchiques (Niemeyer).

Mais l'école allemande va plus loin, et nous croyons, avec le professeur de Tubingue, qui a plus particulièrement soutenu cette thèse, *que la pneumonie caséeuse est bien capable d'entraîner la tuberculose;* ce serait là même, selon l'auteur que nous venons de citer, le plus grand danger qui menacerait les phthisiques. M. Niemeyer a le tort, suivant nous, de l'exagération, quand il parle de la complication de la phthisie (pneumonie caséeuse) par la tuberculose, comme d'un fait on ne peut plus fréquent. Nous avouons aussi que le diagnostic de ces cas particuliers, que nous admettons, ne nous paraît pas si facile que le dit M. Niemeyer; le tableau des symptômes locaux surtout qui, suivant le savant professeur allemand, annoncent l'arrivée des granulations venant compliquer la pneumonie caséeuse, ne nous satisfait pas entièrement. A ce point de vue les symptômes généraux ont sans doute une plus grande importance, et l'on sera en droit, ce nous semble, d'admettre la complication tuberculeuse, si dans le cours d'une phthisie chronique, dans laquelle les symptômes n'ont pas d'acuité, on voit tout à coup la température s'élever notablement, jusqu'à 41 degrés même, la respiration devenir très-fréquente, le pouls s'accélérer considérablement, et les malades tousser beaucoup, tout en ne rendant que des crachats peu nombreux. Le diagnostic, ainsi que le fait remarquer M. Bouchard, n'en serait que plus facile si la tuberculisation, évitant les poumons, se portait sur les méninges ou sur le péritoine (méningite granuleuse, péritonite granuleuse).

Déjà Broussais admettait que toute inflammation pulmonaire pouvait dégénérer en phthisie, mais en phthisie tuberculeuse, le tubercule étant, d'après lui, le résultat le plus ordinaire de ces inflammations, quand elles persistent au delà de leur terme habituel (*Hist. des phlegmasies chroniques*, t. III, p. 216). M. Virchow avait dit que, chez tous les individus tuberculeux, on trouvait quelque organe renfermant un noyau caséeux. Ces données ont été en quelque sorte le point de départ de la théorie que Buhl a nettement formulée le premier. Cet auteur soutenait, en effet, que la tuberculisation miliaire est toujours causée par des produits caséeux, que le tubercule avait son origine dans la source infectante de la pneumonie caséeuse. Cette opinion est partagée par M. Bakody, qui pense aussi que généralement les masses caséeuses sont primitives, et qu'elles ne font que provoquer l'apparition des tubercules. M. Niemeyer a adopté la manière de voir de Buhl, mais il a reproché à celui-ci d'être allé trop loin, et pour lui ce n'est plus le sang (Buhl) qui serait le porteur du poison spécial qui a pris son origine dans les détritus caséeux, mais bien les vaisseaux lymphatiques qui serviraient d'intermédiaire. M. Bouchard s'est fait, en France, le vaillant défenseur des idées allemandes. Quant à nous, encore inexpérimenté, et qui entrons à peine dans la carrière, nous ne nous chargerons pas de dire si ce sont là des faits définitivement acquis à la science. Cependant nous avons été frappé, pour notre compte, des ressemblances qui existent entre ces théories et certains faits produits par l'inoculation.

M. Villemin, après avoir produit des tubercules en inoculant la granulation devenue caséeuse, a produit ces mêmes tubercules en inoculant les dépôts de matière caséeuse, résultat de la pneumonie caséeuse. Après M. Villemin, MM. Genaudet, Lebert, Simon sont arrivés au mêmes résultats. D'autre part, M. Colin, qui avait déjà obtenu une production de tubercules en inoculant à un jeune bélier la matière caséeuse de la phthisie ver-

mineuse du mouton, a donné dernièrement à la tribune acadé-
mique les résultats de ses nombreuses expériences. Ce savant dit
avoir inoculé du tubercule sous toutes ses formes, sur des types
variés (lapins, cochons d'Inde, chiens, agneaux, béliers, etc.),
animaux chez lesquels on trouve rarement la tuberculisation, et
avoir produit de cette façon des tubercules un très-grand
nombre de fois ; il semble admettre avec MM. Virchow, Nie·
meyer, etc., que la phthisie est bien due à des détritus venant
de divers points de l'économie.

M. Vulpian n'a-t-il pas montré à la Société de Biologie les
poumons tuberculeux d'un lapin, auquel il avait inoculé des
fragments de poumon atteint d'une pneumonie aiguë au
3° degré. Mais des expériences plus probantes sont venues, dans
ces derniers temps, appuyer la théorie de Buhl et de M. Niemeyer. En collaboration avec le Dr Simon, M. Sanderson a
obtenu des granulations généralisées, en inoculant du pus de
malades atteints de pyohémie, et en déterminant des irritations
du tissu cellulaire sous-cutané par l'application de sétons. A la
fin de son rapport, lu à la Société pathologique de Londres, le 7
avril 1868, M. Sanderson dit : « Ces faits apportent un appui
considérable à la doctrine de Niemeyer et de quelques autres
pathologistes allemands, qui font dériver le processus miliaire
de la dégénérescence caséeuse d'un produit pathologique
préexistant. » Et il conclut : « Le gonflement et la caséification
des ganglions correspondant à la partie irritée constituent,
dans le processus pathologique, le chaînon nécessaire par lequel
les résultats primitifs de l'irritation sous-cutanée se relient à la
tuberculisation des organes internes. »

Les expériences de l'auteur anglais étaient assurément très-
intéressantes, mais elles ne pouvaient être encore décisives, et
c'était avec raison que M. Bouchard regardait comme préma-
turées les conclusions que formulait M. Sanderson. Après cet
expérimentateur est venu M. Wilson Fox, qui exposa ses expériences au Collége royal des Médecins, le 15 mai 1868. M. Wilson Fox a expérimenté sur les lapins et les cochons d'Inde ; il a

inoculé toutes sortes de produits morbides, et il a produit dans
la moitié des cas environ, des éruptions granuleuses généralisées ; ces granulations généralisées ne sont autre chose que des
tubercules ; leur nature tuberculeuse, M. Fox l'a constatée,
même avec le microscope. On ne saurait refuser une grande
importance à ces expériences, qui viennent, en quelque sorte,
affirmer avec plus d'autorité les expériences précédentes qu'on
pouvait contester jusqu'à un certain point.

DIAGNOSTIC.

Une maladie qu'on ne connaît que depuis peu de temps, a été
forcément confondue avec d'autres états morbides ; je dirai plus,
elle est encore si peu connue, à l'heure qu'il est, par l'univer-
salité des praticiens, qu'elle doit être encore confondue souvent
avec d'autres maladies, et parmi celles-ci, c'est surtout avec
les autres affections thoraciques que la confusion et l'erreur
peuvent se faire.

En première ligne il faut placer la *pneumonie et la pleurésie*
A cet égard nous ne pouvons, même au risque de nous répéter,
que rappeler l'observation déjà citée de l'homme couché au
n° 22 de la salle Saint-Paul, à propos duquel notre savant
maître, M. Béhier, ne manqua pas de nous faire un diagnostic
aussi complet que possible de la pneumonie caséeuse, avec la
pneumonie franchement inflammatoire et la pleurésie, dont
nous avions un cas au n° 31 de la salle Saint-Paul. Jeunes tous
deux, l'un âgé de 19 ans, l'autre de 18 ans, ils avaient des
symptômes communs qui pouvaient faire admettre chez l'un et
chez l'autre l'existence d'une seule et même maladie à des périodes différentes. Le n° 31 était profondément affaissé, décubitus dorsal, dyspnée marquée, face pâle, les pommettes rouges,
tantôt l'une, tantôt l'autre ; le 22 même *facies*, si ce n'est moins
d'hébétude, mais même dyspnée ; tous les deux vive chaleur de
la peau. Le 31, 120 pulsations ; le 22, pouls incalculable, toux,
exportation abondante. Chez l'un et chez l'autre matité de tout

un côté de la poitrine, le 31, à droite ; le 22, à gauche. Chez le 31 cette matité est bien marquée, chez le 22 elle est bien marquée aussi, mais moindre. Chez le 31, souffle tubaire intense dans les deux tiers supérieurs, et latéralement, à la région axillaire, râles crépitants ; en bas absence de souffle tubaire, souffle plus doux et matité plus complète, voix bronchophone en haut et dans le milieu, égophonie en bas ; sous la clavicule, en avant, son normal, respiration puérile ; vibrations thoraciques jusqu'au milieu et en haut, éteintes en bas. Légère diarrhée après un laxatif pris en ville ; anorexie, langue sèche, brunâtre, pas de vomissements. Il y avait donc là pleuro-pneumonie au deuxième degré, crachats brunâtres, peu aérés adhérents, enfin douleur au côté, et qui s'irradie dans le flanc et dans l'aine.

Le 22, matité de haut en bas, râles sous-crépitants à la base, crépitants et assez fins dans le tiers moyen, plus gros au sommet où ils sont très-retentissants. Bronchophonie partout. Donc même maladie à première vue et confusion facile. Mais différences : le 22 n'a pas de souffle, la maladie semblerait plus récente. Voir ses antécédents. Toujours bien portant jusque il y a six mois, moment où sans cause connue hémoptysies très-abondantes, répétées, puis bronchite : il tousse beaucoup. Entrée à la clinique, le 23 février 1868 : pâleur extrême de la face, comme un peu infiltrée, maigreur excessive, œdème aux malléoles, dyspnée considérable (42 inspirations), voix éteinte, déglutition difficile et douloureuse, faiblesse extrême, abattement considérable. Avec cette étendue de phénomènes locaux matité générale, râles généraux, pas de souffle, et les râles, s'ils étaient *reduces*, il y aurait aux limites un mélange de souffle ; on ne le trouve pas ; de plus les râles ne sont pas *reduces* ; ils sont gros et retentissants ; ils sont muqueux, transmis par un tissu densifié et partout caverneux. De plus, la toux dure depuis longtemps (2 mois). En outre collection grave des phénomènes généraux, amaigrissement, abattement, pouls imperceptible chaleur constante en opposition avec le onzième jour de la maladie et l'absence du souffle tubaire. Enfin expectoration d'abord blanche, maintenant jaunâtre et nummulaire, appétit un peu conservé, ce qui est encore en contradiction.

Marche de la maladie. — Hémoptysies répétées pendant quatre mois, nées sans cause et suivies à peu d'intervalle, état fébrile violent ; en outre matité sous-claviculaire, gargouillements en avant, enfin phénomènes à droite au sommet, en arrière et en avant, appartenant aux tubercules.

La maigreur rapide, la fonte aiguë ne se voient pas dans une pneumonie, fût-elle de onze jours ; pouls à peine inscrit.

Chez le 31, antécédents différents ; toujours bien portant, sans rhumes habituels, sans toux, sans hémoptysies, quand, le 22 février, frisson violent et prolongé (début qui manque à l'autre et dit état *aigu* et *franc*). Douleur, son extension à l'aine est l'indice du mouvement pleurétique ; elle ne peut être confondue avec celle des phthisiques, car frisson et fièvre consécutifs violents : d'autre part, attitude de la douleur qui est violente. Enfin, malade depuis deux jours ; au moment de l'entrée, et déjà souffle tubaire énorme ; ici délire la nuit et état typhoïde ; là dépression considérable, sans force, sans délire.

En résumé donc il faut tenir grand compte des antécédents, de l'aspect général du malade (amaigrissement considérable et rapide, affaissement), de la marche moins franchement aiguë de la maladie, de la discordance des symptômes, de l'expectoration blanche, jaunâtre, verdâtre et non visqueuse, rougeâtre, sanguinolente ; du râle crépitant plus souvent remplacé par le sous-crépitant ; enfin du souffle tubaire absent ou fugace. Pour ce qui concerne la pleurésie il faut rechercher les vibrations thoraciques qui seront conservées, s'il y a induration du poumon ; en outre la toux est moins prononcée et l'expectoration souvent nulle dans la pleurésie. Jamais dans cette maladie l'émaciation n'est aussi rapide que dans la pneumonie caséeuse ; en outre les râles humides et les gargouillements éloigneront toute idée d'épanchement pleurétique.

On pourrait encore avoir à faire le diagnostic de la pneumonie caséeuse aiguë avec la *fièvre typhoïde*. Ce diagnostic serait même quelquefois difficile, au dire de M. Coursières (thèse de Strasbourg, 1864, sur la phthisie caséeuse), d'après M. le professeur Hirtz. Il cite, en effet, dans sa thèse inaugurale un cas dans lequel se trouvaient tous les symptômes de la fièvre typhoïde. Mais il n'y avait pas les taches rosées lenticulaires de cette dernière maladie. Il faudra d'ailleurs dans un cas analogue tenir grand compte de la marche et de la durée de la maladie : car au troisième septenaire la mort ou bien la convalescence surviendront.

Dans les cas de pneumonie caséeuse lente chronique, on doit faire le diagnostic surtout avec la pleurésie chronique, les hydatides du poumon et enfin avec la dilatation des bronches.

Pleurésie chronique ou *phthisie pleurale*. — Le poumon se trouve enveloppé par des plaques caséeuses d'une épaisseur et d'une étendue plus ou moins considérables ; et l'on a la toux, la matité et la diminution du murmure respiratoire ; mais tous ces symptômes sont beaucoup plus accentués dans la pneumonie caséeuse ; et les vibrations thoraciques sont conservées, sinon augmentées.

Pneumonie chronique. — Mais il y a eu pneumonie aiguë au début ; et jamais d'ailleurs on ne constate ces petits râles sous-crépitants de la pneumonie caséeuse.

Hydatides. — Le diagnostic sera difficile, surtout si la tumeur est volumineuse et enkystée. (V. cas de M. Hérard, *Union méd.*, janvier 1851). On trouve dans ce cas une matité absolue plus ou moins étendue, une absence de murmure respiratoire, pas de souffle, pas de râle, une toux quinteuse, une expectoration muqueuse ; mais par dessus tout absence de vibrations thoraciques.

Cancer. — Nous ne saurions mieux faire ici que de rapporter l'observation d'un malade porteur de cette affection organique que nous avons eu occasion d'observer dans le service de notre maître M. le professeur Béhier.

Au lit n° 25 de la salle Saint-Charles est couchée une femme appelée (B. ... Euphrasie). Elle est âgée de 35 ans, exerce la profession de chemisière, et a joui, jusque dans ces derniers temps, d'une santé parfaite. Pendant les deux années précédentes, elle a supporté de lourdes fatigues et a été contrainte de s'imposer de pénibles privations. Elle dit avoir passé un grand nombre de nuits au chevet de son mari atteint d'une affection longue et grave. Durant la convalescence de ce dernier, il y a cinq mois environ, elle a été prise d'un gros rhume, qui, d'après ce qu'elle raconte, n'a été qu'une bronchite violente. Elle avait de la toux, de l'oppression, de la céphalalgie, accompagnées de vomissements et de fièvre. En même temps survenait un amaigrissement rapide. La bronchite, au lieu de suivre sa marche la plus ordinaire et d'entrer dans une phase de décroissance après sa période d'état, s'aggrava de plus en plus. Un symptôme surtout préoccupait la malade : elle était tourmentée par une oppression constante mais avec redoublement le soir et pendant la nuit. En même temps l'attention du médecin appelé près d'elle se concentrait sur une série d'autres signes qui paraissaient singuliers.

De vives douleurs névralgiques s'étaient déclarées au niveau du coude droit. Elles ne tardèrent point à s'irradier le long de l'avant-bras et à déterminer un engourdissement douloureux dans la main et les doigts. De là elles s'étendaient le long du dos de haut en bas jusqu'à l'extrémité du côté droit des lombes.

La malade est entrée à l'hôpital le 23 janvier et voici dans quel état nous la trouvons à la visite du matin, 24 janvier 1867. Les douleurs névralgiques n'ont cessé d'augmenter, elles empêchent actuellement le sommeil et la marche, probablement en raison de leur siége dans les lombes. A droite, la malade se plaint d'une exacerbation pendant la nuit, l'accès commence à quatre ou cinq heures du soir et le calme renaît un peu sur les huit heures et demi du matin. Les nuits sont tellement pénibles que la malade retarde autant que possible le moment de se coucher. En même temps on constate dans le triangle sus-claviculaire un engorgement ganglionnaire très-douloureux à la pression. On ignore l'époque à laquelle remonte l'apparition de cet engorgement. La toux est bizarre, elle est fréquente surtout la nuit et pendant que la malade est sur son séant. Elle revient par accès et ressemble considérablement à celle de la coqueluche. Le décubitus sur le côté droit est constant, la malade prétendant que celui du côté gauche provoque des douleurs insupportables. — Pas d'expectoration.

La figure est amaigrie et exprime la souffrance, les yeux sont caves. Le plus souvent la malade est assise dans son lit recherchant, comme les personnes qui sont atteintes de maladies du cœur ou affectées d'asthme, la position la plus favorable à la respiration.

La peau est moite et pendant la nuit la fièvre augmente.

Du côté du tube intestinal, la malade accuse des douleurs, siégeant de préférence à l'ombilic et surtout à l'épigastre. L'urine est rougeâtre et trouble.

Mais, sans contredit, les signes les plus intéressants sont fournis par l'examen de la poitrine : la mensuration par le cyrtomètre montre une augmentation du côté droit de la poitrine, tandis que le côté gauche a 35 centimètres seulement, le côté droit en a 38.

A la percussion, matité absolue de tout le coté droit de la poitrine soit en avant, soit en arrière, soit sur la partie latérale, aussi bien qu'à la base. Du coté gauche, il y a une résonnance exagérée surtout en avant.

Il y a aussi dans toute l'étendue de la matité un manque complet d'élasticité. A l'auscultation, il y a un souffle tubaire d'une violence extrême dans toute l'étendue de la matité et une bronchophonie tellement prononcée qu'elle ressemble à s'y méprendre à du souffle amphorique. C'est le cornage.

Le cœur n'est pas déplacé, il ne paraît pas augmenté de volume, pas de bruit de souffles anormaux, léger bruit de souffle aux carotides.

Prescription : Julep diacode, deux pilules d'opium.

Le 25 janvier. La nuit a été comme toujours très-mauvaise, on fait des injections sous-cutanées au chlorydrate de morphine contre la névralgie trachéale et les douleurs lombaires.

Le 27. Les injections ont produit quelque soulagement ; les nuits sont toujours très-mauvaises, la dyspnée est considérable. Iodure de potassium 2 grammes.

Le 30. L'état est toujours aussi grave.

Le 1ᵉʳ février. La malade meurt pendant la visite du matin.

L'autopsie est pratiquée le 2 février à neuf heures.

A l'ouverture de la poitrine, le poumon droit ne revient pas sur lui-même, il occupe complétement la loge thoracique ; pas de liquide ; des adhérences nombreuses unissent la plèvre aux parois costales.

Le poumon gauche est légèrement emphysémateux, surtout dans le lobe supérieur et vers la partie antérieure de ce lobe.

La colonne vertébrale n'est pas déviée et n'est pas altérée du moins dans sa région thoracique.

Aucune altération des côtes et des espaces intercostaux.

La plèvre est considérable, épaissie, elle présente en certains points, vers la partie latérale et médiane, une épaisseur de plus de 1 centimètre. Elle est complétement adhérente avec le parenchyme pulmonaire et ne peut en être détachée. Elle tranche seulement par sa coloration blanche du reste du poumon qui est d'un brun rougeâtre. Seulement, à la partie postérieure dans le long de la gouttière vertébrale, la plèvre ne peut plus être distinguée de la tumeur encéphaloïde, et la même dégénérescence a envahi la plèvre et le poumon. On pourrait en dire autant de la plèvre médiastine du côté droit et de la plèvre diaphragmatique du même coté.

Lorsqu'on pratique une coupe du poumon, comprenant toute son épaisseur et étendue de la base jusqu'au sommet, voici ce qu'on remarque :

De la racine du poumon comme d'un centre une énorme production encéphaloïde a envahi successivement les lobes moyen et inférieur du poumon droit, et cela d'une manière plus profonde du coté de la face postérieure que de la face antérieure, de telle sorte qu'il ne reste vers la partie antérieure que 3 centimètres d'épaisseur de parenchyme pulmonaire non atteint sur la partie externe, 4 centimètres à la partie postérieure. L'encéphaloïde a atteint la plèvre.

Vers la partie moyenne du poumon, les mesures sont à peu près les mêmes, seulement à la partie externe il y a 5 centimètres de poumon non atteint.

Enfin au sommet, le lobe supérieur n'était pas encore envahi. Le poumon, non atteint par la production cancéreuse, était comprimé, d'une dureté extrême ; sa coupe représentait assez bien celle du fer plongé dans l'eau. Les portions de ces poumons allaient au fond du vase et l'insufflation n'y pouvait faire pénétrer la moindre bulle d'air.

Quant à la portion envahie par le cancer, elle présentait une couleur blanche marbrée, ou plutôt des taches noires irrégulières. La dureté de cette portion était encore plus considérable que celle du poumon non cancéreux (dureté cartilagineuse). En grattant la surface de la coupe on obtient un suc blanchâtre. Les bords de cette production encéphaloïde étaient irréguliers et en certain point vers la racine du poumon elle se continuait sans la ligne de démarcation avec la dégénérescence des ganglions des médiastins.

Ces derniers étaient indurés et avaient subi les mêmes altérations que celles que nous avons reconnues dans le poumon ; ils formaient dans le médiastin un lacis inextricable au milieu duquel cheminaient, sans être comprimés toutefois, les nombreux vaisseaux sanguins de cette région.

L'œsophage était intact et ne paraissait pas comprimé, la trachée-artère seule était non-seulement déviée mais encore comprimée. Un ganglion cancéreux qui avait pris un grand développement à droite l'avait repoussée à gauche, de manière à lui faire décrire une courbe à concavité tournée à droite ; la bronche droite était comprimée et la dissection des bronches montrait des conduits plus ou moins comprimés et dégénérés venant se perdre dans la tumeur encéphaloïde ; la muqueuse bronchique n'avait aucun point ulcéré.

On le voit, il y a entre l'observation que nous venons de relater et les faits de pneumonie caséeuse, chronique, une grande analogie.

Nous croyons, avec notre maître M. Béhier, qu'il faut tenir grand compte dans ce cas, d'abord, de l'espèce de cornage qui accompagne la tumeur et qui tient à l'altération de la respiration, et ensuite des ganglions qui se trouvent dans l'espace sus-claviculaire.

Dilatation des bronches. — Mais il y a absence de râles fins, la matité est moins compacte, l'expectoration quelquefois brusquement très-abondante, les crachats présentent une odeur infecte; la marche enfin est très-chronique.

Le diagnostic de la pneumonie caséeuse, indépendante des tubercules, présente certainement de grandes difficultés; il n'est pas toujours facile de reconnaître que les tubercules n'ont pas précédé la fonte graisseuse. Cependant, si avec tous les symptômes de la pneumonie caséeuse que nous venons de décrire le malade nie toute hérédité, s'il y a absence complète d'antécédents pouvant faire croire à la tuberculose, si le malade a toujours joui d'une bonne santé, s'il y a eu, dans ces conditions, coïncidence d'une des maladies intercurrentes dont nous avons parlé, on est bien en droit, ce nous semble, de croire à la pneumonie caséeuse sans préexistence ni coexistence de granulations. Quant à savoir si les granulations viennent compliquer la pneumonie caséeuse, nous nous sommes suffisamment expliqué sur ce point à propos de la symptomatologie.

ÉTIOLOGIE.

Ici encore nous devons faire la distinction de la pneumonie caséeuse succédant à des granulations, et de la pneumonie caséeuse indépendante des granulations et pouvant les entraîner d'après les théories de Buhl et Niemeyer.

La pneumonie caséeuse tenant aux granulations n'est, en somme, autre chose qu'une variété de la tuberculisation, et son étiologie rentrant par suite dans le cadre de cette grande affection générale, je n'insisterai pas longtemps sur ce point. On trouve parmi ces causes, sans parler de l'hérédité, du jeune âge, les constitutions faibles et délicates, la *grossesse* surtout, la *puerpéralité*, le *froid*, l'*humidité*, les *variations de température*, les poussières dures (celles de l'émeri, du charbon, du silex, des meules, etc., etc.), les poussières végétales (amidon, etc., etc.), l'exercice immodéré de la voix, les *bronchites*, l'*emphysème*, les *fièvres éruptives*, les *phlegmasies pulmonaires*. Mais je ne veux pas dire par là que la pneumonie qui survient chez un tuberculeux entraîne forcément la pneumonie caséeuse; des faits nombreux, nous dirons même de tous les jours, nous donneraient un démenti formel.

Quant à la pneumonie caséeuse primitive, elle se développe de préférence dans un organisme débile, chez les individus à tempérament lymphatique. Suivant Niemeyer, il y a prédisposition à la phthisie pulmonaire quand on trouve la peau fine, le tissu cellulaire sous-cutané pauvre en graisse, le système musculaire peu développé, les os minces et paraissant plus longs, et le thorax montrant cette forme qu'il désigne sous le nom de *thorax paralytique*. Suivant cet auteur, « la disposition « héréditaire serait assez fréquente, l'héritage ne consistant « pas dans la maladie elle-même, mais dans la vulnérabilité de « la constitution qui, peut-être, dit-il, avait déjà jeté chez les « parents les bases de la phthisie pulmonaire, ou ne s'était dé « veloppée qu'à la suite de cette maladie, de la syphilis ou autres « maladies débilitantes. » Suivant le même auteur, des parents affaiblis par un âge avancé procréeraient encore des enfants prédisposés à la phthisie. Nous verrons plus loin les indications de traitement que cet auteur se croit en droit de poser en se basant sur ces données.

On croit avec raison que les passions tristes, les travaux intellectuels excessifs, les chagrins, les excès de tout genre et surtout les excès vénériens ont une influence dépressive sur l'économie et disposent à la phthisie pulmonaire.

On a été frappé depuis longtemps des ravages que la tuberculisation fait dans les basses classes ; on a vu aussi le choléra peser toujours plus lourdement sur la classe pauvre, ouvrière, que sur la classe aisée, riche. Cela tient à des causes hygiéniques évidentes : c'est une alimentation insuffisante et souvent même de mauvaise qualité, et pour l'enfant, un allaitement prolongé et surtout un lait insuffisant ; ce sont des habitations basses, humides, malpropres, dans lesquelles, ainsi que cela se voit surtout dans certains quartiers de Paris, les habitants y sont comme entassés ; c'est le manque d'air frais et de soleil ; c'est la chaleur intense, le froid vif, les changements brusques de température auxquels exposent certaines professions ; c'est enfin le passage d'un climat à un autre.

Les maladies pouvant entraîner la pneumonie caséeuse sans qu'on puisse accuser l'influence tuberculeuse, sont d'abord, d'après l'École allemande, le diabète sucré, le cancer et l'ulcère simple de l'estomac. Ce sont trois élèves de Dittich qui ont surtout appelé l'attention sur ces maladies et leurs conséquences. Mais une des causes les plus fréquentes de la pneumonie caséeuse ce serait le refroidissement entraînant une bronchite, ce qui fait dire au professeur de Tubingue que l'opinion populaire d'après laquelle le *rhume négligé* entraîne la phthisie, n'est pas si fausse qu'on veut bien le croire.

Mais M. Niemeyer va trop loin, suivant nous, quand il soutient que des efforts exagérés, tels que ceux de la danse, peuvent, en accélérant et en renforçant les contractions cardiaques, entraîner des hyperémies pulmonaires, qui peuvent elles-mêmes être le point de départ de la phthisie pulmonaire. Nous croyons qu'ici il faut encore faire la part du refroidissement auquel on s'expose souvent dans ces cas.

La maladie peut débuter par une pneumonie franche, aiguë, pneumonie qui, au lieu de se terminer par résolution, passe à l'état chronique ; la fièvre hectique survient, il y a des râles humides et caverneux, l'expectoration est muco-tuberculeuse, conséquence de l'élimination de foyers caséeux. C'est la transformation caséeuse ou phthisie pulmonaire qui succède directement à la pneumonie fibrineuse. Nous avouons cependant que ces cas doivent être rares.

Plus fréquemment la phthisie pulmonaire débute par la broncho-pneumonie ou pneumonie catarrhale. On sait, et nous nous sommes déjà expliqué à ce sujet, que c'est là une des complications les plus habituelles de la convalescence de certaines maladies, telles que la fièvre typhoïde, la coqueluche, la rougeole, la grippe. On s'explique très-bien pourquoi la phthisie pulmonaire succède souvent à ces maladies ; que dans ces cas il y ait souvent existence de tubercules (d'après la doctrine de Laënnec) à l'état latent, et que la maladie intercurrente vienne les faire évoluer rapidement, nous l'acceptons. Mais n'est-on pas en droit de croire à la pneumonie caséeuse, succédant à la bronchite spéciale à chacune de ces maladies, quand on tient compte de la fréquence de la phthisie succédant à ces maladies?

Suivant l'école allemande, des causes agissant directement sur les bronches ou les poumons et, les irritant, peuvent entraîner la pneumonie caséeuse. On sait que Broussais avait déjà particulièrement insisté sur ce point et qu'il faisait même dériver le tubercule de l'irritation. L'expérimentation viendrait à l'appui de ces données étiologiques sur l'irritation des poumons ou de la muqueuse bronchique par des corps étrangers. Pour démontrer la nature phlegmasique des tubercules pulmonaires M. Cruveilhier avait pratiqué des injections dans la trachée d'animaux ; MM. Andral et Lombard injectèrent du mercure, Cornil et Trasbot de la poudre d'euphorbe ou de l'essence de térébenthine ; toujours on trouvait des pneumonies lobulaires catarrhales, et M. Bouchard ajoute avec raison que M. Cruveilhier sans doute n'obtenait pas autre chose ; mais les produits phlegmasiques enfermés dans les alvéoles et subissant la transformation caséeuse, il était, on peut le dire aujourd'hui, pleinement en droit de comparer les résultats qu'il obtenait par l'expéri-

mentation aux altérations qu'il voyait se développer spontané-
ment dans la phthisie ; ces altérations sont anatomiquement des
pneumonies catarrhales.

Suivant Niemeyer le sang peut être lui-même la cause de
pneumonie caséeuse. C'est après une hémoptysie, dit-il, qu'on
voit souvent des symptômes locaux et généraux qui annoncent
la phlegmasie pulmonaire d'où va dériver la pneumonie catarrhale. Le sang s'épanche donc dans les alvéoles et provoque un
processus pneumonique avec infiltration caséeuse. M. Niemeyer
rapporte, dans ses leçons de clinique (*Leçons sur la phthisie pulmonaire*, p. 51 à 58) une remarquable observation qui vient à l'appui de son dire. L'autopsie montra le passage de l'hépatisation
rouge à l'infiltration caséeuse et à la formation de cavernes,
l'altération récente du parenchyme se montrant presque exclusivement du côté gauche où l'hémorrhagie avait eu lieu et où
un caillot en régression remplissait la bronche. Une observation
non moins remarquable est celle rapportée par M. Colin (*Études
cliniques de médecine militaire*). Il s'agit encore d'un malade
qui, toujours bien portant et sans aucune prédisposition héréditaire à la phthisie, devint phthisique à la suite d'une hémoptysie.

MM. Hérard et Cornil rapportent une observation dans laquelle on remarque la coexistence d'un anévrysme de l'aorte
avec la pneumonie caséeuse ; ces deux auteurs se demandent si
la tumeur anévrysmale a été pour quelque chose dans le développement de la pneumonie caséeuse. C'est l'idée qu'avait émise
déjà le Dr Habershon ; la tumeur comprimant le pneumogastrique pourrait occasionner une congestion pulmonaire suivie
d'une pneumonie chronique simulant la phthisie. MM. Hérard
et Cornil semblent avoir des doutes ; nous n'en avons pas, quant
à nous ; et, qu'il y ait ou qu'il n'y ait pas de granulations (il n'y
en avait dans ce cas que du côté sain), nous croyons à l'influence
de cette cause.

Mais il n'y a pas que les causes que nous venons d'énoncer

qui puissent par irritation déterminer des pneumonies suscep-
tibles de transformation caséeuse. D'après M. Niemeyer, les par-
ticules charbonneuses provoqueraient aussi des pneumonies
chez les mineurs. Mais nous croyons qu'ici les recherches de
MM. Villaret et Dechambre infirment le dire de ce professeur.
On le voit, M. Niemeyer exagère le rôle de ces causes, et de même
que nous ne pouvons croire avec lui qu'il n'est aucune pneumonie qui ne se termine fatalement par la transformation caséeuse, de même nous sommes loin de penser que la phthisie
pulmonaire tienne souvent à ces dernières causes.

PRONOSTIC.

Il faut distinguer la pneumonie caséeuse aiguë de la pneumonie caséeuse chronique. Dans la forme aiguë, qu'il y ait
préexistence ou non de tubercules pulmonaires, les malades
succombent rapidement et cela presque inévitablement. On a à
se demander comment survient la mort dans ces cas. Notre savant maître M. Béhier a particulièrement insisté sur ce point :
les malades ne meurent pas d'infection purulente, comme cela
a été dit ; la respiration se fait chez eux incomplétement, il y a
asphyxie lente, ainsi que l'ont démontré les belles recherches
du savant physiologiste du collége de France ; c'est que les
globules sanguins ne s'oxygènent plus, ce qui fait dire à
M. Béhier que jamais le mot *anhématosie* de M. Piorry n'a
trouvé mieux sa place. Il en résulte un état de langueur, de
torpeur, un état typhoïde ; et la mort est la conséquence forcée
de cette asphyxie lente, semblable de tous points à celle qu'on
voit survenir dans les cas de diphthérite ; car dans ces cas on
ne saurait admettre d'empoisonnement, surtout si on se rap-
pelle les expériences concluantes de Bichat sur le chien.

La pneumonie caséeuse à marche chronique est de beaucoup
moins mortelle ; il y a guérison relative lorsque les dépôts
caséeux sont enkystés ou résorbés complétement, et des malades
porteurs de vastes cavernes jouissent souvent pendant long-

témps encore d'une santé satisfaisante qui leur permet de vaquer aux affaires. Mais dans ces cas ils courent le danger d'être repris par une récidive de phlegmasie, ou bien ils ont à redouter la tuberculisation consécutive ; dans ce dernier cas, nous l'avons dit, l'on voit la respiration augmenter de fréquence, une fièvre continue succéder à une fièvre rémittente ; enfin surviennent la diarrhée, l'enrouement, l'aphonie, ou bien des affections des méninges ou du péritoine.

Nous venons de citer la diarrhée comme un des symptômes de tuberculisation ; en effet, la diarrhée qui dure est un des symptômes qui disent tubercules, que ceux-ci soient primitifs, ou qu'ils soient consécutifs. A ce titre, ce phénomène a une gravité réelle : car le tuberculeux peut résister tant que le tube digestif se trouve en bon état et fonctionne bien ; mais, lorsque l'intestin est attaqué, lorsque le devoiement survient, le malade s'en va très-rapidement, car rien n'use plus vite l'économie.

Quant à l'hémoptysie, elle n'a plus aujourd'hui, le plus souvent du moins, cette importance terrible qu'on lui a attachée pendant longtemps depuis M. Louis. Ne voit-on pas tous les jours, ainsi que le fait remarquer M. Bouchard, des malades qui, ayant essuyé des hémoptysies à plusieurs reprises, gardent une bonne santé, sans présenter aucun signe de phthisie ? Nous avons vu d'ailleurs que l'hémoptysie constituait parfois une cause de phthisie ; mais tout en admettant que, dans quelques cas rares, elle soit la cause, nous pensons avec les partisans de la doctrine de Laënnec, que dans la plupart des cas elle survient aux diverses périodes de la maladie à titre de symptôme, et sa gravité dépendra surtout de son intensité. C'est au médecin à veiller.

TRAITEMENT.

Trois cas se présentent :

1° Prévenir la pneumonie caséeuse, que les sujets soient tuberculeux ou qu'ils ne le soient pas ;

2° Traiter la pneumonie caséeuse ;

3° Prévenir, ou traiter la tuberculisation s'il y a lieu.

1° *Prophylaxie*. — Premier cas. La tuberculose est primitive ; il faut combattre la maladie héréditairement transmise, qu'elle soit à l'état de puissance, ou bien que déjà une première éruption de granulations se soit faite, et que de nouvelles poussées tuberculeuses soient à craindre. Ce cas rentre dans le traitement de la tuberculose en général, et ne fait pas partie du cadre que nous nous sommes tracé.

Second cas. La tuberculose n'existe pas ; mais il y a à remédier à un vice général de la constitution ; il faut fortifier une constitution débile. Et d'abord, si l'enfant est né de parents dont la constitution laisse à désirer, on comprend toute l'importance qu'a le choix d'une bonne nourrice. Puis, dès que l'enfant aura des dents, il faudra l'alimenter ; car, ainsi que nous le faisait remarquer si judicieusement notre excellent maître M. Béhier, si l'enfant a des dents, c'est pour s'en servir ; d'ailleurs, le tube digestif est alors apte à recevoir des aliments autres que le lait de la mère ou de la nourrice. On fortifie ensuite les enfants au moyen d'un exercice bien entendu et au moyen d'un peu d'hydrothérapie qui tout en tonifiant les chairs, habitue les poumons aux variations brusques de température. L'emploi du fer pourra produire de très-bons effets ; mais il ne faut pas pour cela reléguer les enfants dans une chambre et leur refuser le séjour en plein air. C'est avec raison, suivant nous, que M. Niemeyer fait jouer un rôle fort important au séjour dans un air ur ; nous croyons en effet avec lui que si la scrofule et la phthisie pulmonaire se rencontrent surtout dans les hospices d'enfants trouvés et d'orphelins, ainsi que dans les maisons de corrections, les prisons, et parmi les ouvriers de fabrique, tout en faisant la part d'autres influences, telles qu'une nourriture mauvaise et insuffisante, cela tient principalement à ce que ces individus sont placés, des journées entières, dans un air renfermé et souvent vicié. Ne voit-on pas, d'ailleurs, des peuplades vivant au grand air, comme les Kirghis, les Arabes, être préservés? Et les médecins militaires ne disent-ils pas que l'armée décimée par cette terrible maladie dans les garnisons, en est presque exempte en temps de guerre?

Ces maladies, sont infiniment plus rares dans les campagnes où l'on respire à coup sûr un air plus vivifiant que celui des établissements que nous venons de nommer et des villes en général, quoique souvent la nourriture de l'ouvrier des villes soit supérieure à celle du paysan. « On envoie tous les ans, dit M. Niemeyer, un nombre infini d'enfants faibles et misérables pendant quelques semaines à une station d'eaux salines, lorsqu'ils sont atteints de catarrhes traînés en longueur, d'exanthèmes chroniques, de ganglions tuméfiés, etc. Mais on admet parfaitement que pendant le reste de l'année, pourvu qu'ils prennent régulièrement de l'huile de foie de morue, ils passent six heures par jour sur les bancs de l'école, qu'ensuite ils fassent de longs devoirs à la maison, qu'ils prennent des leçons particulières, jouent du piano, etc., etc.; comme si l'huile de foie de morue pouvait remplacer l'air frais ! »

Il faut ensuite éviter avec soin toute irritation des bronches, éviter surtout les bronchites, surveiller et combattre aussitôt avec une attention particulière la pneumonie et les bronchopneumonies qui, comme nous l'avons dit plus haut, surviennent souvent dans la convalescence de la fièvre typhoïde, de la grippe, de la rougeole ou de la coqueluche. C'est ainsi qu'il faut savoir conseiller aux gens de quitter leur comptoir ou leur bureau, de fuir les cercles et les cafés où l'on respire souvent un air vicié principalement par la fumée de tabac, et où l'on est exposé à une chaleur démesurée, indépendamment des excès de boisson auxquels on se livre très-souvent.

2° Il faut *traiter la pneumonie caséeuse* ; qu'elle tienne aux granulations miliaires ou qu'elle en soit indépendante, les indications sont les mêmes.

Il s'agit donc d'arrêter le processus pneumonique et de prévenir la fonte caséeuse du tissu pulmonaire. M. Niemeyer conseille de faire garder pendant quelque temps le lit aux malades, de leur défendre la parole et autant que possible la toux, de couvrir leur poitrine de cataplasmes, d'ordonner à la première manifestation et à chaque retour des points pleurétiques une saignée locale (saignées ou ventouses). Ces moyens, dont M. Niemeyer dit s'être toujours bien trouvé, peuvent être bons assurément quand il s'agit de pneumonie caséeuse à forme chronique ; nous ne pouvons leur accorder qu'une efficacité bien restreinte dès qu'elle tourne à l'état aigu. Dans ces derniers cas, nous sommes très-porté à employer l'alcool, moyen qu'il nous a été donné de voir employer avec succès par notre savant maître M. Béhier. Qu'on nous permette quelques considérations sur cet agent que nous regardons, pour notre compte, comme un des moyens les plus précieux de la thérapeutique.

On sait que l'alcool a été préconisé en Angleterre (1860), par Todd, dans les phlegmasies et les maladies frébriles ; c'est grâce à M. Béhier qu'il est passé dans la thérapeutique en France, et qu'il est aujourd'hui adopté par un grand nombre de médecins. Ce savant clinicien, en effet, qui avait déjà depuis de longues années employé le vin dans le traitement des fièvres typhoïdes et autres maladies aiguës, s'empara de la doctrine de Tood et essaya l'alcool dès 1862. Les maladies dans lesquelles nous avons vu, pendant plus de trois ans, triompher cette médication, maniée avec tant de sagacité par notre maître, sont surtout : la pneumonie, le rhumatisme articulaire aigu, la fièvre typhoïde, l'érysipèle, le délirium tremens, la pyohémie et en général dans toutes les maladies à formes ataxo-adynamiques. Maintenant, que cet agent soit considéré comme un aliment

(Todd) qu'il ne soit pas considéré comme un aliment véritable (Murchison, Bocker et M. Perrin), il paraît démontré qu'il agit surtout comme excitant utile, et qu'il empêche la déperdition des tissus. Autrement dit, il diminue la dépense, fait cesser le délire, soutient les forces des malades, empêche l'amaigrissement et hâte la convalescence. Ces effets, nous avons été à même de les constater un très-grand nombre de fois ; l'efficacité de ce moyen est donc pour nous bien démontrée dans ces maladies ; l'alcool relève l'économie, ainsi que le dit M. Béhier, au niveau du travail qu'elle doit accomplir. Voici comment ce savant professeur l'administre : 80 à 120 et même 150, 290 et 300 grammes d'eau-de-vie ordinaire (20° de Baumé ou 56° de Gay-Lussac) sont étendus de 80 à 120 grammes d'eau édulcorée ; on donne une cuillerée à bouche de cette potion toutes les deux heures aux malades. Le médicament est désigné par notre maître sous le nom de *potion de Todd*, et cela dans un but pratique qu'on comprend aisément. Nous l'avons vu plusieurs fois essayer dans la pneumonie caséeuse cet agent, dans lequel il a avec raison beaucoup de confiance, et il n'est pas douteux pour nous, d'après les faits qu'il nous a été donné de voir, que l'eau-de-vie a souvent contribué, sinon à guérir les malades, du moins à leur prolonger l'existence, en relevant et en soutenant les forces de l'économie.

Ce résultat, on le sait bien aujourd'hui, ne saurait être obtenu par la saignée. Pour Broussais et ses partisans (et il y en a encore), la saignée relevait les forces, et la preuve en était que de suite après on pouvait constater l'ampleur du pouls. Maintenant, nous regardons avec raison cette amplitude des pulsations comme correspondant à une diminution de la tension arté-rielle, ce qui ne saurait être considéré comme un signe de force.

Il faut donc écarter la saignée, dont les effets ne pourraient qu'être funestes, recourir à l'alcool administré ainsi que nous venons de le dire, par petites portions, et d'une manière continue, et employer en même temps et largement la médication révulsive, surtout dans la crainte que la séreuse ne se prenne. Il faut faire ensuite la médecine des symptômes.

Si la fièvre est vive et continue, tenant par conséquent au processus phlegmasique du poumon, il n'y a rien à faire ; mais si elle prend le caractère rémittent ou intermittent, il faut recourir aux antipyrétiques communs : la digitale, le sulfate de quinine ; et nous emploierons de préférence la potion suivante (Béhier) :

Sulfate de quinine...................... .... 1 gramme.
    Eau .... 80 —
Acide sulfurique alcoolisé (eau de Rabel)........ 15 à 20 gouttes.
Sirop tartrique et sirop d'écorces d'oranges (contre l'amertume) .... $\}$ āā 50 grammes.
    En quatre fois.

On peut encore employer l'acide arsénieux en solution ou en pilules. Avec ces moyens on parvient souvent à modérer les mouvements fébriles.

La diarrhée veut être combattue avec énergie : on emploiera avec avantage le sous-nitrate de bismuth (de 4 à 8 grammes); le diascordium, à la dose de 2 à 4 grammes; la craie préparée, mais surtout les lavements composés de 12 gouttes d'acétate de plomb, et de 6 gouttes de laudanum (Béhier). Graves a recommandé particulièrement le nitrate d'argent, à la dose de 15 à 20 centigrammes par jour; enfin, la viande crue a été employée dans ce but, depuis la publication du mémoire de M. Fuster (de Montpellier).

Il est souvent utile de calmer la toux; pour cela il faut employer l'opium sous toutes ses formes : sirop diacode, sirop de morphine, extrait thébaïque. Viennent ensuite les pilules de cynoglosse, le sirop de lactucarium , enfin les tisanes émollientes, les pâtes pectorales, béchiques.

Hémoptysie. — C'est surtout quand, par son abondance, elle peut devenir inquiétante, qu'il faut agir contre elle. Il faut rarement recourir à la saignée. C'est surtout aux ligatures des membres qu'il faut avoir recours, moyen que nous avons vu employer avec succès par M. Béhier, et ensuite à l'opium, à dose croissante de 5 à 51 centigrammes, moyen que j'ai vu également réussir entre les mains de ce savant clinicien. En outre, la glace intra et extra, l'eau de Rabel, le perchlorure de fer, le ratanhia, etc., etc., peuvent donner de bons résultats.

Mais il ne faut pas se le dissimuler, le plus souvent tous ces moyens ne peuvent qu'une chose, ajourner le terme fatal, et la mort, quoi que l'on fasse, surviendra au bout d'un temps plus ou moins éloigné.

La forme chronique laisse beaucoup d'espoir : les moyens que nous avons déjà indiqués, tels que ceux de M. Niemeyer, l'alcool et les révulsifs cutanés, largement employés, auront une efficacité réelle. Mais ici se présente en outre l'indication des eaux minérales, lorsque toutefois les ressources des malades le permettent. A quelles eaux faut-il envoyer ces malades? A notre point de vue, les eaux les plus recommandables sont, sans contredit, les eaux sulfureuses, arsenicales et bicarbonatées. Parmi les eaux sulfureuses se placent au premier rang les eaux Bonnes, les eaux de Cauterets, de Bagnères de Luchon, de Saint-Honoré, etc. Les eaux Bonnes surtout ont un grand renom ; d'après M. le Dr Andrieu, elles auraient plus particulièrement une action résolutive, s'exerçant sur les engorgements (broncho-pneumonie), et rendant aux poumons leur perméabilité.

Parmi les eaux arsénicales, nous trouvons surtout celles du Mont-Dore, agissant également contre les engorgements inflammatoires des poumons (Bertrand père et Mascarel). Enfin, dans les eaux bicarbonatées, celles d'Ems sont plus particulièrement conseillées, très-utiles surtout contre les affections catarrhales des bronches. Nous donnerions, quant à nous, la préférence à ces dernières.

On peut sans doute, par l'emploi bien compris de ces eaux, obtenir d'excellents résultats; mais il ne faut pas s'y tromper, ces résultats ne sont pas dus uniquement à l'eau minérale : il faut tenir compte, en effet, des bonnes conditions topographiques des différentes stations thermales, du changement et de la pureté de l'air qui contribueront à réveiller et à activer la nutrition. Cela ne suffit pas cependant : il faut à tout prix que les malades évitent les variations brusques de température ; il ne faut pas qu'ils respirent un air rude et froid. On leur conseillera donc le séjour dans des pays à température égale et douce, dans lesquels ils pourront, sans crainte de refroidissement, quitter leur appartement, et se promener pendant plusieurs heures de la journée, en respirant un air pur et doux, et en jouissant des rayons bienfaisants du soleil. Il y a en France un assez grand nombre de villes qui présentent ces conditions heureuses : ce sont Menton, Nice, Cannes, Hyères, Amélie-les-Bains, Pau ; Alger et Oran en Algérie ; et à l'étranger, Madère, Pise, Venise, Rome, Genève, le Caire, Palma, Mogador, etc., etc.

Nous ne nous engagerons pas à discuter les qualités générales ou spéciales de ces différentes localités ; nous ne le pourrions pas d'ailleurs, pressé que nous sommes par le temps. Nous admettons cependant, avec bon nombre d'auteurs, qu'on peut distinguer, à un point de vue spécial, deux sortes de stations : les unes, telles que Pau, Pise, Madère, Venise, jouissent d'un air plus doux, plus mou, sédatif en un mot, qui convient parfaitement aux malades très-nerveux, et dont la phthisie est fébrile. Les autres, Menton, Nice, Cannes, Hyères, jouissent d'un air plus vif et par suite plus utile aux gens lymphatiques.

Nous ne pouvons cependant nous dispenser ici de relever quelques assertions exagérées, selon nous, que beaucoup de médecins, et même des plus éminents, ont émises à l'égard du climat de Nice. C'est ainsi qu'on a dit que la ville de Nice était exposée aux vents, et en particulier au mistral ; eh bien ! il n'en est rien : Nice, ainsi que l'ont démontré MM. Risso et Roubaudi, deux enfants du pays, et après eux M. Macario, médecin dans cette ville pendant l'hiver, est certainement la ville la plus abritée de toutes celles qui se trouvent sur la côte, au nord de la Méditerranée ; le mistral est rare à Nice, et il arrive toujours

affaibli, brisé qu'il est successivement par les montagnes de
l'Estérel, les collines de Bellet, et enfin les collines de Pessicart.
Cela est surtout très-sensible pour quelques quartiers, tels que
ceux de Cimiés, au pied duquel se trouve Carabacel, et un peu
plus loin, au nord, le Ray et Saint-Barthélemy, puis Saint-
Étienne ; ces magnifiques vallées sont complétement abritées
des vents du nord, du nord-est et nord-ouest, et ne reçoivent que
le vent du sud très-affaibli ; ce sont de véritables serres chaudes,
ainsi que l'a dit M. Roubaudi, qui conviennent admirable-
ment aux malades qui ont une phthisie active. Les malades porteurs de la phthisie passive se trouvent très-bien sur les bords
de la mer, depuis la promenade des Anglais jusqu'au Lazaret ;
nous signalerons plus particulièrement cependant, sur cette
ligne, les Ponchettes, le Port et le Lazaret, qui sont complète-
ment à l'abri des vents, si ce n'est du vent du Sud, qui apporte
aux malades les bienfaisantes émanations salines, reçoivent
pendant très-longtemps le soleil, et offrent de très-bonnes conditions hygiéniques.

A Nice, dit-on encore, on ne peut guère sortir qu'une heure
dans la journée, de midi à une heure. Malgré toute l'estime et
l'admiration que nous avons pour nos contradicteurs, nous
sommes obligé d'avouer qu'il y a là beaucoup d'exagération :
les malades peuvent sans inconvénients sortir et se promener
pendant plusieurs heures, depuis midi jusqu'à quatre heures,
et il suffit d'ailleurs d'aller sur la promenade des Anglais, sur
le quai du Midi, dans les campagnes environnantes même pour
s'assurer du fait.

3° *Prévenir ou traiter la tuberculisation.* On préviendra la
tuberculisation en employant les moyens que nous venons d'exposer. Ce n'est pas tout, il faut que les malades, même en se
plaçant dans les conditions que nous venons d'énoncer, évitent
le contact prolongé et le séjour avec les individus tuberculeux ;
il faut qu'ils fuient les chambres et les lits qui viennent d'être
habités par des tuberculeux. Est-ce à dire que la tuberculisation soit contagieuse ? Nous n'oserions aller si loin, surtout lors-

que nous voyons des hommes, d'une expérience et d'un talent considérables, exprimer des doutes et nier même résolument la contagion de la phthisie; mais nous pensons que, quand il s'agit d'une maladie aussi terrible, on ne saurait s'entourer de trop de précautions.

Mais une fois la tuberculisation reconnue, nous sommes loin de penser avec M. Niemeyer qu'il n'y a plus rien à faire, si ce n'est à laisser les malades mourir tranquillement au milieu des leurs. Nous sommes d'accord avec M. Villemain pour rejeter loin de nous le « *Lasciate ogni speranza....* » du grand poëte italien. Il faut espérer encore et agir. Ici encore le médecin ne doit pas hésiter à envoyer les malades soit aux eaux, soit dans les climats tempérés ; on pourra ainsi prolonger pendant long-temps la vie de ses malades, qu'on verrait sans cela s'éteindre très-rapidement.

CONCLUSIONS.

D'après l'ensemble de nos recherches, nous nous croyons en droit d'établir :

1° La pneumonie caséeuse est une maladie qui existe réelle-ment;

2° Elle est souvent liée à la tuberculisation ;

3° Elle est quelquefois indépendante de la tuberculisation ;

4° La pneumonie caséeuse primitive peut elle-même, très-probablement, et on ne sait encore par quel mécanisme, en-traîner la tuberculisation.

Ce travail nous a été inspiré d'abord par les savantes leçons de notre maître M. Béhier sur la pneumonie caséeuse liée aux tubercules pulmonaires ; par les récents débats, très-importants et très-retentissants, de l'Académie de médecine ; et par l'étude de travaux allemands, lesquels, après nous avoir fait hésiter longtemps, nous ont converti.

On le voit, nous considérons, malgré toute l'admiration que nous avons pour notre grand Laënnec, la doctrine de l'unicité des maladies tuberculeuses comme ayant fait son temps. C'est que pour nous la science ne saurait rester immobile et ne saurait avoir des frontières. Notre manière d'envisager la phthisie est peut-être moins philosophique, mais nous la croyons plus juste et plus réelle. Nous avons un regret, c'est que le temps ne nous ait pas permis d'approfondir davantage notre sujet : quoi qu'il en soit, les idées que nous venons d'exposer nous en avons la ferme conviction, feront leur chemin.

Mais, avant de terminer, nous tenons à exprimer toute notre gratitude à notre maître vénéré M. le professeur Béhier, pour la bienveillance et l'amitié qu'il n'a cessé de nous témoigner pendant tout le temps que nous avons eu le bonheur de suivre es savantes leçons.

Nous adressons aussi nos plus vifs remerciements à M. Dujardin-Beaumetz, chef de clinique, pour les bons conseils qu'il nous a constamment prodigués.